TRAITEMENT

NOUVEAUX BAINS MINÉRAUX

EN ALLEMAGNE

OU

DESCRIPTION DU SOOLEN-SPRUDEL-BAU.

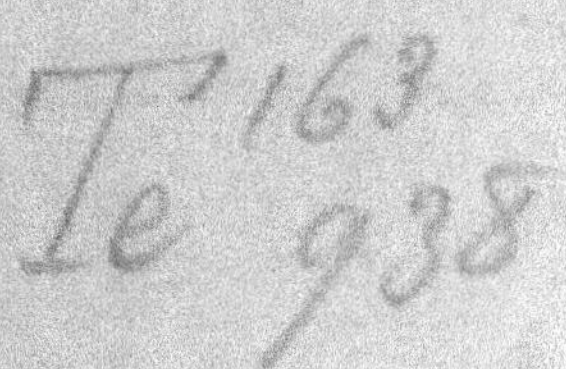

Paris. — Imprimerie de E. Brière et Cᵉ, rue Sie-Anne, 55.

TRAITEMENT

PAR LES

NOUVEAUX BAINS MINÉRAUX

EN ALLEMAGNE

OU

DESCRIPTION DU SOOLEN-SPRUDEL-BAU

Récemment construit par le Gouvernement Bavarois à

KISSINGEN

ET SANS ÉGAL EN ALLEMAGNE

POUR LE TRAITEMENT DES MALADIES CHRONIQUES

Y compris une Description des

BAINS DE GAZ, ACIDE CARBONIQUE

Pour les Maladies de Femmes

PAR

A. B. GRANVILLE, M.D., F.R.S., M.R.C.P. (Lond.)

AUTEUR DE

"The spas of Germany," "The spas of England."
(Eaux d'Allemagne)   (Eaux d'Angleterre.
KISSINGEN, ITS SOURCES AND RESSOURCES, ETC., ETC.
(Ses Sources et Ressources, etc., etc.)

Traduit de l'Anglais.

LONDRES

Chez Mr GARDEN, Chimiste-Opérateur,
Agent pour la vente des Eaux de Kissengen.
272, OXFORD STREET.

1855

AVERTISSEMENT.

—

Le but principal de cet ouvrage est de mieux faire connaître, de rendre plus populaire encore la cure des nouvelles eaux minérales de l'Allemagne, et de les substituer au traitement par l'eau qui est maintenant usé et même abandonné. Il s'agit, en un mot, de remplacer l'imposture par la science, le charlatanisme par la philosophie, et l'absurdité par le bon sens.

Nous ne pouvons qu'applaudir avec reconnaissance à ce retour de nos frères teutoniques au traitement endémique des maladies chroniques, traitement auquel ne résistent pas les affections les plus opiniâtres qui affligent le corps humain, et qui semblent défier tous les remèdes internes, tandis qu'elles cèdent forcément à l'application des différentes substances minérales, qui dans l'eau, la vapeur et le gaz, se trouvent naturellement dissoutes, ou demeurent sans effet.

De toutes les sections géographiques du continent de l'Europe, l'Allemagne est celle qui semble le plus richement dotée de ces espèces de ressources si puissantes et si efficaces. Dans beaucoup de contrées de ce pays, se trouvent des bains supérieurement minéralisés et curatifs. Ils étaient à peine connus avant que l'ouvrage intitulé : « *The spas of Germany* » (Eaux d'Allemagne), publié en 1837, eût, ainsi que l'observa le docteur James Johnson, répandu des lumières plus étendues et plus saisissables sur les eaux minérales du continent et sur leur pouvoir correctif.

C'est surtout à Kissingen (en Bavière) que la vertu des eaux minérales se montre d'une manière toute spéciale, lorsqu'on en fait l'application, soit comme bain chaud ordinaire, comme bain à vapeur, comme bain bouillonnant, et enfin, comme bain de gaz. Il n'existe, nulle part en Europe, d'eaux minérales où se rencontre un tel assemblage d'agents propres à transmettre à travers la peau seulement, quelques-uns des remèdes les plus énergiques qu'offre la nature. Carlsbad, pour la cure des maladies de foie, peut être fier de son Sprudel ; Ems peut l'être de son Kesselbrunen, pour la goutte et les âcretés de l'estomac ; Wiesbaden de son Kockbrunnen pour les rhumatismes ; Baden de son Urprung pour les langueurs et les débilités de toute nature, et enfin, Wildbad de son adoucissant et délicieux Furstenbad pour les irritations nerveuses ; néanmoins, aucun de ces endroits ne peut, comme Kissingen, offrir des bains uniques tels que ceux dont traitent les pages suivantes, et qui ont la faculté d'alléger tant de différentes maladies qui attaquent les deux sexes.

Une plus ample description de ces bains, et de leur puissance facultative, ainsi qu'un compte exact des changemens et des progrès qui se sont successivement et graduellement introduits depuis mes premières publications sur les eaux d'Allemagne, étaient donc devenus nécessaires. Mais pour éviter aux malades, désireux de recueillir les informations qui leur sont indispensables, la peine d'avoir recours à ce que j'ai écrit antérieurement, j'ai brièvement rassemblé dans les pages suivantes tout ce qu'il est le plus essentiellement désirable de savoir à l'égard des eaux de Kissingen, dont le petit volume actuel peut être considéré comme « un nouveau Manuel. »

London, 1, Curzon street, May Fair.

July 1855.

NOTA.—Peu de temps après la publication en Angleterre des " *Spas of Germany* " (Eaux d'Allemagne) parut à Paris une traduction en français, par une personne compétente, du contenu principal de cet ouvrage auquel fut ajouté une description de presque toutes les eaux minérales renommées de France, de Suisse et d'Italie formant un vol. in-8° assez épais intitulé « *Bains de l'Europe.* » Cet ouvrage continua à être le seul bon renseignement écrit dans la langue française sur un tel sujet jusqu'au moment où il y a trois ans environ, une lettre me fut adressée à Kissingen par un médecin de Paris dont le nom m'était jusqu'alors inconnu. Il m'informait qu'il avait été choisi pour faire un rapport à l'Académie impériale de médecine sur les eaux minérales d'Allemagne, et me priait de vouloir bien lui donner toutes les informations nécessaires à l'égard des eaux minérales de Kissingen, vu l'impossibilité où le mettaient ses nombreuses occupations d'aller en personne faire l'examen de ces eaux. Le docteur Constantin James, qui est le médecin en question, a depuis publié un gros volume sous le titre de « *Guide pratique du médecin et du malade aux eaux minérales de France, de Belgique, de Suisse, de Savoie, d'Italie et aux bains de mer,* » dont une troisième édition vient de paraître récemment à Paris. Elle contient une revue qui n'est pas moindre de cent quatre-vingt-dix-huit sources minérales. Il faut que le lecteur du « *Guide pratique* » s'imagine que toutes ces eaux ont été personnellement visitées par le docteur Constantin James, sans cela les informations qu'il contient ne doivent plus être à ses yeux que de deux choses l'une : ou une piraterie faite dans les ouvrages d'autres auteurs vraiment pratiques, ou une compilation, ou bien encore une récapitulation superficielle des renseignemens généralement répandus dans plusieurs ouvrages spéciaux. Pour ce qui est des eaux de *Kissingen* et de presque toutes celles de l'Allemagne, je puis déclarer formellement que c'est l'un et l'autre. Au reçu de la lettre du docteur Constantin James, je pensai que la forme la plus polie et la plus efficace sous laquelle je pusse répondre à sa demande était de lui envoyer un exemplaire du livre sur *Kissingen* qui n'est autre chose qu'une description scrupuleuse et complète de ces eaux renommées que je fis, il y a plusieurs années, répandre dans toute l'Allemagne. Ce livre fut déposé chez le docteur, à Paris, par un de mes amis et je suis encore, non pas à attendre des remercîmens, mais à savoir s'il l'a reçu. Une année après, l'ouvrage du docteur parut et c'est par hasard que je l'aperçus sur le comptoir d'un libraire à Francfort. Curieux de voir l'usage qu'il avait fait de mon livre, je courus immédiament à l'article *Kissingen* ; je trouvai trois ou quatre pages seulement consacrées à ce sujet et je reconnus mes propres informations superficiellement rendues et sans nullement faire allusion ni à la source d'où elles émanaient ni à mon nom. Ce fut alors que pour la première fois je me plaignis au docteur de son manque de courtoisie de ne m'avoir pas accusé réception de mon livre et surtout de son manque de loyauté en n'ayant pas déclaré comme des citations, ainsi que cela se fait d'ordinaire, les informations qu'il m'avait empruntées et qu'il donnait à ses lecteurs comme étant de lui. Il en est de même pour la plus grande partie du contenu de son livre des « *Bains de l'Europe.* » Ceci est facile à prouver en citant les nombreux passages qui ne sont autre chose qu'une traduction de ce que j'ai écrit, traduction d'autant plus littérale que les erreurs même relatives au bain « *Boekles* » s'y trouvent reproduites. Il est bien évident pour moi que ce médecin n'a pas fait ce que j'ai fait moi-même, c'est-à-dire visité avec soin et attention tous les différens endroits qu'il a entrepris de décrire. Je puis du moins l'affirmer en ce qui concerne *Kissingen* où il fit sa première apparition l'année dernière et pendant quelques heures seulement, courant d'une source à l'autre aussi vite que possible, en compagnie d'un médecin allemand et m'évitant par un sentiment de pudeur sans doute. Dans ce qu'il appelle sa troisième édition, il adresse ses remercîments aux quatre ou cinq médecins du pays pour les renseignemens qu'ils lui ont donnés et omet encore le seul nom de celui dont il avait obtenu ses informations premières, sous prétexte qu'il allait faire un rapport au public et à l'illustre corps médical, ce qui ne semble pas encore avoir eu lieu.

En tout cas, tout lecteur du « *Guide pratique* » par le docteur Constantin James, sera sur ses gardes, en ce qui a rapport à la nature de l'expérience pratique que ce médecin possède sur les eaux minérales de l'Europe, qu'il a entrepris de décrire d'une manière soi-disant pratique.

REMARQUES PRÉLIMINAIRES.

—

1. Les jours de l'Hydropathie sont maintenant comptés en Allemagne. Sur cent établissements de ce genre fondés dans différens Etats de l'Europe et scrupuleusement énumérés dans un volume publié, il y a quelques années, par un disciple consciencieux et dévoué à ce système, un nombre considérable a déjà cessé d'exister, et ceux qui survivent, tout en s'efforçant vainement de faire de nouveaux adeptes, ont beaucoup de peine à retenir les anciens.

2. Vincent Priessnitz, le pâtre de Grœfenberg, n'est plus! Après avoir réalisé, par l'eau froide et la crédulité, une fortune d'environ cent mille livres sterling, il a lui-même succombé à la suite d'une maladie dont n'a pu le sauver son système par l'eau, qui ne lui a même pas permis de prolonger son existence au-delà d'un demi-siècle. La chute de cet oracle a été le coup de mort du système dont il était le fondateur. Cet insuccès dans sa propre cause a naturellement jeté l'épouvante et le doute dans l'esprit de ceux qui lui ont succédé. Encore quelques années, et il ne sera plus question de l'Hydropathie que comme une folie qui aura cessé d'exister.

3° Cependant, si j'en juge d'après les observations faites dans le cours de mes voyages pendant les mois d'été, ainsi que par les ouvrages de plusieurs auteurs allemands, l'Hydropathie a eu cela d'utile qu'elle a rallié le public à l'usage rationnel, judicieux et convenablement dirigé des bains, surtout dans le traitement des maladies chroniques, compliquées et obscures ; elle a également éveillé l'attention des médecins instruits sur les fruits à retirer du moyen de l'action physiologique de l'eau minéralisée sur la peau, soit comme telle, soit comme bain de vapeur.

4. L'Hydropathie jeta, pendant toute une saison, ces considérations légitimes et médicales dans l'ombre, et la quantité de pèlerins qui, auparavant, allaient restaurer leur santé aux sources d'eaux minérales, dirigèrent leurs pas vers la châsse du paysan silésien. Une réaction s'est maintenant opérée. Le bon sens domine de nouveau, et ceux qui avaient appris des admirateurs de Priessnitz que l'eau froide seule appliquée à la peau guérissait presque tous les genres de maladie, par l'absorption de ses particules de fluide et la chaleur qui s'en suivait et qui était produite par l'expulsion des principes morbides, sont naturellement arrivés à cette conclusion, que de tels succès doivent être obtenus plus promptement par le moyen de l'eau élevée à un plus ou moins haut degré de température et naturellement imprégnée de beaucoup d'éléments chimiques et curatifs.

5. Une autre et puissante cause de ce renouvellement d'enthousiasme en Allemagne en faveur des bains naturels minéralisés, c'est l'horreur que le peuple de ce pays a pour les médicaments internes que l'Hydropathie leur a appris à considérer comme inutiles. Il n'est pas probable qu'ils perdent ce sentiment antipathique, lorsqu'ils auront découvert que l'usage de bains plus thérapeutiques prouve également que, dans bien des occasions, on peut se dispenser de remèdes internes.

6. Toute étrange que puisse paraître cette assertion à beaucoup de monde, il n'en est pas moins vrai qu'avec le progrès manifeste de la science médicale de nos jours, la répugnance à faire usage de la médecine en doses fortes ou réitérées dans les cas de maladies chroniques augmente considérablement. Qu'est-ce qui a encore suggéré et mis en vogue l'Hydropathie, l'Homœopathie, la Kalisthénie, le Mesmérisme et la Biologie ? C'est le système de droguer. Ce système en a été la source, et comme la peur qu'il inspire encourage sans cesse tous ces charlatanismes dans lesquels la plus petite particule de ce qui peut s'y trouver de bon est ensevelie dans l'absurde et l'incroyable, le public les a adoptées de préférence aux médicaments dont il est dégoûté. Si nous n'avions pas été « *polypharmaques*, » il n'aurait jamais existé d'Homœopathes ni d'Hydropathes.

7. Lorsque des malades ont été longtemps boiteux et sous l'influence d'affections chroniques telles que rhumatismes, débilité, goutte remontée, dilatation et endurcissement de foie, dyspepsie invétérée et constipation, paralysie, raideur dans les jointures, sciatique, tic douloureux, douleurs mercurielles et noduleuses, et enfin de beaucoup de maladies de peau plus ou moins opiniâtres ils ne retireront aucun soulagement réel en suivant un traitement régulier pendant la durée duquel toutes les ressources de la pharmacie auront été administrées. — Comme la pauvre femme du Nouveau-Testament, qui, dépensa tout son avoir avec les médecins et ne put jamais être guérie par un seul. — Cependant, on leur dit que la plus petite fraction de ces désagréables drogues suffit pour leur rendre la santé. N'est ce pas chose surprenante que des gens ainsi affligés de maladies presqu'incurables abandonnent le premier traitement pour

ce dernier ? Il en est à présent de même de la foi qui gagne en la vertu des bains thermaux et minéralisés.

8. Que chacune des affections chroniques énumérées ci-dessus puisse être guérie, au moyen seul de bains mixtionnés, sans le secours d'aucun médicament pris intérieurement, c'est un fait que beaucoup de malades aujourd'hui rétablis sont prêts à reconnaître. Le but de ce petit volume est, par des exemples frappans, de rendre hommage à la vérité de ce fait. Une expérience de quinze années dans l'application, aux maladies en question, de ces bains spéciaux et décrits dans ces pages, m'a convaincu de la justesse de ce traitement.

9. Il en est de même des résultats obtenus par ce prodigieux développement du gaz acide carbonique libre sorti des entrailles de la terre et particulier à Kissingen, où pour la première fois l'expérience en a été faite avec succès sur l'infécondité ; il en a été de même sur beaucoup d'autres indispositions de femme , que le zèle outré de la génération actuelle des accoucheurs rendirent journellement l'objet de manipulations presqu'indécentes , tandis que le simple usage d'un bain de gaz carbonique de Kissingen les guérit avec succès, sans recourir à de telles ép euves.

10. Personne n'imaginerait qu'en exposant l'immense pouvoir de certains bains minéralisés d'un nouvel ordre sur des maladies contre lesquelles la médecine a été insuffisante, c'est le dernier coup de grâce que je vais porter à l'Allopathie. J'en ai été trop longtemps fidèle partisan pour craindre d'être taxé de désertion ; je n'ai pas non plus, lorsque l'occasion s'en est présentée, négligé de condamner avec ma plume le système opposé ; mais l'observateur le plus consciencieux comme le plus loyal des dogmes et des principes de la médecine ne niera pas

qu'il y a chez l'homme beaucoup de dérangemens de santé qui défient tous leurs efforts et tout traitement pharmaceutique.

11. Un assez grand nombre de ces dérangemens, après avoir été soumis à l'influence de bains, mais surtout de bains mélangés d'ingrédiens chimiques, ont miraculeusement cessé en quelque sorte pour se montrer rebelles à l'art médical ; car, après tout, le traitement des maladies par les bains n'est pas autre chose qu'une partie de la profession médicale et ne peut être envisagée ni pratiquée autrement.

12. Dans les indispositions aiguës et fébriles, le traitement par bains minéralisés est inadmissible. Elles rentrent essentiellement dans le domaine général du médecin, dont le ministère est à chaque instant requis pour sauver son patient par le secours de ses connaissances étendues sur l'art d'adapter des remèdes spéciaux à la nature et à l'urgence des symptômes qui se déclarent. Quel champ vaste et glorieux ouvert à l'exercice de ces qualités supérieures, qui émanent d'une telle profession et qui distinguent les médecins si éminemment instruits de nos jours! Ici, comme dans la plupart des pays les plus civilisés de l'Europe, en vertu de quels succès n'a pas été obtenu le traitement de maladies aiguës au moyen de remèdes légaux dont cependant aucun écrivain des temps passés sur l'art médical, ne nous a laissé d'indices.

13. Ici se divise donc en deux branches clairement distinctes le mode de pratiquer. Aux médecins qui ne sont pas familiarisés avec les vertus des eaux minérales revient le traitement des maladies aiguës. Aux médecins qui ont consacré leur temps et leurs connaissances mé-

dicales à l'étude des eaux minérales et des bains minéraux, appartient celui des maladies chroniques.

De quelle assistance, d'ordinaire, les médecins sont-ils aux personnes affectées de maladies chroniques qui viennent les consulter ? En outre d'une stricte diète, d'un régime et d'une résidence dans un climat convenable, ils recommandent un ou plusieurs des agens pharmaceutiques plus ou moins connus qu'ils adoptent selon le cas qu'ils ont à traiter, tout en variant de temps à autre leurs essais, soit par la quantité, soit par le mode de combinaison, et ils le font avec tout le désavantage des circonstances contrastantes qui entourent leurs malades pendant qu'ils séjournent au milieu d'une société tumultueuse, fatigante et remplie de soucis, où ils ne rencontrent ni tranquillité d'esprit, ni repos du corps, ni d'encourageans exemples, enfin rien de ce qui est si nécessaire au traitement qu'ils subissent.

14. Jetons maintenant un regard sur cet autre tableau. Le médecin qui sait combiner la connaissance des sources minérales et des bains minéralisés avec les autres ressources de sa profession met ainsi à la disposition des personnes atteintes d'affections chroniques ou prolongées les agents pharmaceutiques identiques, et bien souvent supérieurs des médecins en général ; seulement, il les offre tels que la nature elle-même les produit, c'est-à-dire déjà préparés et dissous dans des eaux pures ou gazeuses, qui ont fréquemment un goût des plus agréables, telles que celles de Kissingen. Il les dispose selon le genre et en proportion de la maladie qu'il a à traiter, tout en réglant leur quantité, et en modifiant leur qualité en raison de procédés bien connus. C'est ce que j'ai moi-même essayé de démontrer dans mes (*Popular Considerations on the Use and Power of Mineral Waters*) *Con-*

sidérations Populaires, sur l'Usage et le Pouvoir des Eaux Minérales, contenus dans les ouvrages que j'ai publiés sur les (*Spas of Germany and Spas of England*) Eaux d'Allemagne et sur celles d'Angleterre.

15. Mais le médecin peut faire beaucoup plus. Placé à la source des eaux minérales, et ayant à sa disposition des moyens naturels contrastant avec ceux artificiels de la plupart des médecins en général, il peut offrir de nouvelles ressources à ses clients atteints d'affections chroniques, en tant qu'il peut attaquer la maladie, en introduisant dans son système, au moyen d'une absorption cutanée et « endesmose » opérée par des bains, ces ingrédients homogènes exigés, et qui, ainsi mis en usage, donnent plus de certitude de maîtriser ces sortes de maladies. On ne doit pas non plus oublier que pendant la durée de ce traitement, les malades qui le subissent devraient se trouver placés dans les circonstances les plus propres à favoriser leur guérison, c'est-à-dire par catégorie, en raison de leur situation, de leur manière d'être, de leur goût, de leurs habitudes, et avec un ordre de localité tel qu'ils se trouvent facilement à portée de l'immédiate et constante surveillance de leur médecin ; ils doivent aussi éviter strictement toute espèce d'anxiété mondaine et d'occupation étrangère aux efforts qu'ils font pour atteindre l'objet unique qu'ils ont en vue, c'est-à-dire le recouvrement de leur santé.

16. Le point essentiel de cet ouvrage est de décrire, en langage clair et précis, dans quelle partie de l'Allemagne le système en question a été mis en usage, les résultats si désirés qui se sont le mieux réalisés et qu'on n'aurait pu obtenir autrement, et, enfin, d'expliquer comment ce système lui-même est dirigé à l'un de ces établissements allemands, qui, depuis peu, sont

devenus tant en vogue, et avec lesquels je me suis familiarisé depuis bien des années. En constatant que depuis que ces différents bains, désignés au texte de ce livre, sont en pleine activité, non pas des centaines, mais des milliers de gens affectés de maladies chroniques s'y sont accumulés pour retirer le bénéfice de ces bains, sous les soins de divers médecins qui s'y trouvent, et en ajoutant même que la plus grande majorité s'en est retournée soit parfaitement guérie, soit en grand voie d'amélioration, et cela après un traitement de quelques semaines seulement et non de mois entiers, tel que cela était et est encore le cas dans le peu d'établissements hydropathiques ordinaires qui existent en Allemagne et en Angleterre, je ne fais qu'avancer un fait suffisamment avéré par les annales médicales des eaux.

I.

EAUX DE KISSINGEN (1).

(A) LEUR CONFORT, LEURS AVANTAGES, LEURS RESSOURCES
ET L'ÉNUMÉRATION DE LEURS SOURCES MINÉRALES.

Dans la première édition de l'ouvrage que j'ai publié
en 1837, sous le titre de (*Spas of Germany*) "Eaux d'Al-
d'Allemagne," je me suis appliqué plus particulièrement
à signaler Kissingen au nombre des eaux minérales dont
ce pays a raison de se glorifier. C'est en Bavière, au
centre d'une charmante vallée située près d'un petit village et éloignée de toute ville ayant quelqu'importance,
que j'en fis la découverte, parce qu'effectivement cet endroit lui-même ainsi que ses sources précieuses étaient
alors complétement inconnus en Angleterre, et que, au
milieu de l'été 1836, je partis avec l'intention bien ar-
rêtée d'aller explorer la nature, les vertus et le nombre
des sources minérales de toutes les villes de bains le plus
en réputation et le plus à la mode en Allemagne ; le nom
de Kissingen ne se trouvait pas compris dans mon projet, car pas une âme dans toute la Grande-Bretagne ne
soupçonnait son existence.

Ce ne fut qu'à mon arrivée à Berlin et au retour de
longues excursions dans presque toute l'Allemagne, qu'à

(1) "*The Spas Revisited*," un vol. in-8°, 1842.
"*Kissingen;*" *ses Sources et Ressources*, un vol., 12 mars 1846.

la suite d'une conversation que j'eus avec plusieurs hommes éminents de la science médicale, tous membres de l'université de cette ville, l'un d'eux, le professeur Siebold, célèbre accoucheur, me parla de Kissingen comme méritant de ma part une scrupuleuse attention. Il me conseilla d'y aller et d'en étudier par moi-même les différentes sources, intimement convaincu qu'il était, que je serais parfaitement en mesure, à mon retour en Angleterre, d'éclairer et d'édifier le public sur un sujet qui ne pourrait manquer d'avoir à ses yeux le plus vif intérêt et dont il devait infailliblement retirer les plus grands avantages. On verra dans les conclusions de ces pages les motifs qui ont porté ce savant à émettre cet avis et à me donner une opinion aussi décidée.

En tout cas, le conseil fut suivi et eut pour résultat un rapport que je fis sur les divers mérites de Kissingen ; ce rapport a été publié dans le second volume de mon ouvrage sur les eaux d'Allemagne ci-dessus mentionné. A l'époque qui précéda la publication de ce rapport, le nombre de visiteurs anglais (durant la saison de 1836) était de trois, nombre qui immédiatement après augmenta de deux fois autant de centaines.

Deux autres ouvrages, aussi publiés par moi aussitôt après que j'eus acquis une connaissance pratique plus grande et plus étendue de l'usage des eaux et des bains de Kissingen, eurent pour effet de les faire encore mieux connaître. En démontrant ainsi les différentes ressources d'un endroit que la nature a doté de tant de sources de qualités différentes, de facultés énergiques et curatives, le nombre des visiteurs venant d'Angleterre atteignit le chiffre de 3,699, nombre qui a presque doublé, à dater de la dernière publication dont il vient d'être question plus haut.

C'est à cette publication que je dois renvoyer ceux de mes lecteurs actuels désireux d'acquérir de plus amples informations à l'égard de la condition géographique et médicale de Kissingen, de ses beautés locales, de ses avantages et de ses amusemens publics ; de son administration municipale ; du nombre et de la nature de ses eaux minérales, de l'action qu'elles exercent et du mode de les appliquer aux affections spéciales, de la diète et du régime qu'elles imposent en se mettant sous leur influence ; de la manière d'y vivre, du détail des frais et des dépenses de logement et de nourriture, soit dans les hôtels, soit dans des appartements particuliers et, en un mot, de tout ce qu'il est nécessaire de connaître et important de faire dans un établissement de bains d'un ordre aussi vaste.

Mon intention, ici, n'est point de me répéter à l'égard de ces informations, mais bien de faire apprécier, ainsi qu'ils le méritent, les changements et les améliorations qui sont survenus. Le but de ces pages est donc de faire ressortir avec une plus grande évidence encore les propriétés toutes particulières à quelques-uns des bains de Kissingen, qu'on ne rencontre ni aux autres eaux d'Allemagne ni ailleurs, et qui depuis les quatre dernières années ont été mis sur un pied de perfection et d'efficacité difficile à égaler.

Soit par leur action individuelle ou séparée ou quelquefois même par leur influence combinée, les résultats obtenus dans la cure d'affections chroniques les plus opiniâtres ont été supérieurs et au-delà de ce que la confiance la plus illimitée en pouvait espérer. Ceci, ainsi que le fait même, que ces bains n'ont jamais été décrits comme ils auraient dû l'être, surtout depuis que le gouvernement Bavarois, par un ordre spécial, les a fait réunir sous un seul et bel édifice, commodément disposé, sont des motifs assez puissants pour leur donner la publicité qu'ils méritent et faire reconnaître l'efficacité des vertus qui leur sont particulières.

Il est cependant à propos de faire précéder leur description d'un coup d'œil rapide sur toutes les eaux minérales et autres ressources qui se trouvent à portée des malades de Kissingen, surtout depuis que des changemens avantageux ont eu lieu tout récemment sur certaines choses qui ne sont pas moins utiles au bien-être et au confort que l'usage des eaux elles-mêmes. C'est donc sur ces différens points que je tiens à diriger l'attention de mes lecteurs.

Des quarante endroits les plus renommés en Allemagne, et dont j'ai décrit, dans un ouvrage antérieur, la célébrité de leurs eaux minérales, il n'y en a pas un qui, comme Kissingen, puisse se glorifier d'avoir quatre sources aussi parfaitement distinctes et aussi précieuses. Deux de ces sources sont maintenant connues du monde entier; l'une est la plus pure, la plus agréable et la plus efficace des salines chalibées, l'autre comme breuvage est des plus délicieuses et possède des qualités altérantes et diurétiques qui, d'après ma description déjà publiée, déterminèrent l'éminent docteur Prout à les recommander à ceux de ses clients qui sont sous l'influence d'affections urinaires. Le nombre de bouteilles de ces deux eaux, qui s'expédie dans le courant de l'année, jusque dans les coins les plus éloignés du globe, s'élève à 400,000 fr.

Ces deux eaux sont respectivement désignées sous les noms de « Ragozi et de Maxbrunnen », et les deux autres le sont sous ceux de « Pandur et Soolen »; ce sont les quatre eaux les plus extraordinaires du règne minéral.

La réputation du Ragozi (1) fit si peu de progrès pendant les soixante ans qui s'écoulèrent depuis son enclosure que lorsque Brunnewarzt, le docteur Maas s'établit le premier à Kissingen, le chiffre des visiteurs ne dépassait pas 173, il fallut vingt ans de plus pour atteindre celui de mille ; mais, pendant les quinze années qui suivirent, sa célébrité progressa rapidement, et le nombre de visiteurs se trouva plus que quintuplé.

Dernièrement, et surtout depuis la dernière saison de 1847, pendant laquelle Kissingen eut l'insigne honneur de recevoir l'empereur actuel de Russie, alors Césaréwitch, accompagné de la princesse de Darmstadt, sa jeune et aimable épouse, le roi et la reine actuels de Bavière, la reine de Wurtemberg, le prince royal de Prusse et d'autres princes royaux, quelques hauts dignitaires du corps diplomatique, et enfin la plus grande majorité de l'aristocratie et de la « gentry » anglaises qui se fut jamais trouvée réunie à ces bains, leur popularité ne semble pas avoir marché de pair avec le cours de son premier développement.

La situation politique de l'Allemagne, en 1848, et l'affreuse réaction qui eut lieu contre les réclamations ou les prétentions populaires qui s'ensuivirent en 1849, furent presqu'un coup de mort, non-seulement pour Kis-

(1) J'adopterai l'orthographe le plus communément admise dans ce pays à l'égard du nom de cette source, bien qu'elle soit diversement appelée Ragosi, Rakoczi, et Ragoksy selon d'autres auteurs, nom que l'on suppose avoir été donné par le prince qui régnait alors sur cette partie de l'Allemagne, le prince-évêque Frédéric-Charles de Würzbourg qui, désireux de perpétuer le nom de l'un des chefs de parti du Sieben-Burger, le conféra à la source minérale découverte dans le lit de la rivière Saal en 1737 et incluse en 1754.

singen, mais encore à toutes les villes d'eaux d'Alle
magne. Pendant les saisons de ces deux années, le nombre de visiteurs diminua considérablement. Il se releva
dans les deux ou trois années suivantes, mais jamais jusqu'à la hauteur des chiffres précédents, et cela pour plusieurs causes. Les différents motifs de ce temps d'arrêt
du succès de Kissingen étaient d'une nature locale et
parfaitement remédiables, beaucoup d'entre eux ont déjà
disparu ; il en est d'autres plus généraux et qu'il n'est
pas aussi aisé de maîtriser, surtout tant que régnera un
esprit de rivalité, d'intrigue et de fausseté de la part de
personnes dont l'intérêt, je le crains, est de toujours s'é-
riger en antagonistes de celui de Kissingen.

Il est juste qu'en matière de ce genre, la vérité tout
entière soit divulguée, même au risque de froisser ceux
qu'elle peut atteindre. Le meilleur moyen de rectifier les
abus et de remédier aux mauvaises directions dans les
choses humaines, c'est, par la voix de la presse, de dé-
voiler les premiers et de mettre le public en garde contre
les causes des dernières.

Lorsque je portai les eaux de Kissingen plus complètement à la connaissance de mes lecteurs anglais dans le
volume que j'ai publié en 1846, principalement pour leur
gouverne, je leur donnai à entendre qu'un nouvel édifice, depuis longtemps désiré, ne tarderait pas à être érigé
en un Kurhaus, où devaient être introduits de nouveaux
bains et de nouvelles dispositions dans les appartements
adjacents à la salle à manger et devant être fort commo-
des aux dames en visite et aux autres personnes qui sont
dans l'habitude de se retirer après le dîner ou dans le
cours de la soirée. Non-seulement rien de tout cela n'a
été effectué, mais encore le bâtiment, pour n'avoir
pas été réparé en temps opportun et par la négligence

des derniers concessionnaires, est tombé en grande détérioration. Bien plus, l'arrangement intérieur du Kurhaus, c'est-à-dire tout ce qui a rapport au département de l'hôtel que j'avais tant recommandé, lorsqu'il était sous la direction d'une personne qui depuis a entrepris celle du « Royal Bavarian Hotel » à Munich, est devenu d'une insuffisance complète pour tout ce qui touche à la nourriture et au service, ce qu'auraient pu éviter moins de parcimonie et une tête capable de diriger cet établissement que les Anglais, à l'exception d'un petit nombre, ont soin d'éviter.

Je suis cependant heureux de pouvoir dire que cette dernière cause d'impopularité est bien près de cesser, et je puis même ajouter qu'en ce moment elle n'existe déjà plus. Le vieux bail de trente ans accordé aux derniers concessionnaires, dont les héritiers se retirent après avoir fait une grande fortune, étant expiré, le gouvernement a eu le bonheur de rencontrer dans la personne de M. Maulick (déjà très-favorablement connu de tous les voyageurs anglais qui ont visité Munich) un nouveau concessionnaire dont les moyens, la détermination, l'énergie de caractère et la connaissance parfaite de ce genre d'affaires offrent des garanties certaines que le Kurhaus, à Kissingen, sera restauré de manière à occuper cette année une position plus élevée encore que celle qu'il a eue pendant ses plus beaux jours de gloire. J'ai recueilli ce que j'avance ici d'un document écrit au commencement de janvier dernier et qui m'a été envoyé par M. Maulick, qui, tout en admettant que l'état de détérioration dans lequel il a trouvé l'établissement, est l'effet de l'incurie, de la négligence, de l'avarice et de la cupidité déployés pendant les trois ou quatre dernières années, déclare que son intention est de se mettre à l'œu-

vre avec zèle pour faire les réparations et les améliorations indispensables; qu'il a à cœur de rendre à Kissingen sa première renommée, et qu'ayant les fonds nécessaires, il ne négligera rien pour atteindre ce but.

Ayant en vue de l'aider à accomplir un résultat aussi
désirable, surtout en ce qui a rapport au bien-être et au
confort des visiteurs anglais, je me suis immédiatement
rendu à la prière qu'il m'a faite de lui suggérer toutes
les idées et de lui donner toutes les informations propres
à l'amélioration de ce qui concerne le détail des dispositions intérieures tant morales que matérielles du Kurhaus. Dans les diverses communications que je lui ai
faites, j'ai surtout appuyé sur la nécessité absolue d'une
extrême et permanente propreté, d'un service on ne peut
plus régulier, d'un ordre méthodique parfait, d'une nourriture sans reproche, d'appartemens bien meublés, d'une
absence totale de confusion et de bruit, et par-dessus
tout une certitude à toute épreuve de bons procédés en-
vers les convives. Tous ces avantages ont été promis, et
j'ai la conviction qu'ils ne feront pas défaut au Kurhaus
pendant la saison, sous la direction de M. Maulick, qui a
eu soin de choisir pour intendant en chef de ce vaste établissement une personne d'une expérience supérieure.

Depuis, M. Maulick, pendant sa récente visite en Angleterre, m'a verbalement informé qu'en outre des améliorations et changemens qu'il a faits à frais immenses
au Royal-Kurhaus, pour le bien-être de ses visiteurs, il
avait eu soin aussi de penser au confort de ceux qui fré-
quentent la table d'hôte de son établissement. Ces derniers trouveront maintenant une suite de pièces exclusivement réservées à la conversation, au repos, à la lecture des journaux, où ils pourront aussi se faire servir le
café et en un mot jouir d'autres priviléges qui n'existaient

pas auparavant et qui étaient pourtant bien nécessaires. Il a aussi entièrement refaçonné l'établissement des bains appartenant à l'hôtel de manière à l'avoir rendu plus digne qu'il n'était du patronage du public. Le service de la table d'hôte s'est également beaucoup amélioré. Rien donc de tout ce qui a rapport à cette partie du domaine de Kissingen ne restera incomplet. C'était là le *desiratum* principal à obtenir pour la réhabilitation de sa réputation première.

Il est une autre branche de bien-être domestique qui n'était pas moins importante dans un aussi grand établissement et que M. Maulick a été le premier à introduire en Allemagne. Tout lecteur qui pourrait avoir l'idée d'aller à Kissingen ne parcourra pas sans plaisir ce passage de mon livre qui le mentionne. Il a eu le courage de remplacer les anciens lits (si toutefois on peut qualifier de lits ces sortes de berceaux) par de véritables lits de quatre pieds six pouces de large sur six pieds de long ayant un excellent et épais sommier élastique et deux autres bons matelas, des traversins et des oreillers réels, au lieu de ces espèces de cabrions sur quoi les Allemands fatiguent leur dos plutôt qu'ils ne le reposent. Enfin, des couvertures et des draps d'une grandeur suffisante pour pouvoir retomber convenablement de chaque côté du lit en le couvrant entièrement, remplacent ces espèces de serviettes d'autrefois que le moindre mouvement du corps dans le lit entraînait avec soi, en vous laissant à découvert.

Il y a évidemment d'autres améliorations praticables, mais qui sont de nature à incomber au gouvernenement du roi de Bavière. La régence de Würzburg, sous la direction immédiate de qui se trouvent la condition et l'état de Kissingen, est composée d'officiers de mérite et d'un esprit élevé, qui, tout en admettant la nécessité de changemens avantageux, regrettent que la situation actuelle des fonds publics rende improbable que le ministre de l'intérieur à Munich puisse allouer une somme aussi considérable que celle qu'il faudrait indispensablement débourser pour pouvoir mettre à exécution tous les projets qui doivent, quant à présent, demeurer à l'état d'expectative. Mais il viendra un moment où ils devront être pris en considération, ou alors Kissingen devra se résoudre à ne pas occuper le rang élevé auquel il a droit parmi les autres bains d'Allemagne.

Je ne saurais mieux définir en quoi consistent les innovations et les améliorations dont il est question, qu'en rappelant l'exposé que j'en ai fait et que j'ai communiqué au nouveau concessionnaire, de manière à ce que, par son intermédiaire, il puisse être soumis aux autorités bavaroises.

Dans le memorandum que je lui ai adressé au commencement des mois de mars et avril se fait remarquer le paragraphe suivant :

Je dois maintenant porter mon attention sur l'une de vos questions tendant à avoir mon opinion sur ce qu'il y aurait à faire pour rendre à Kissingen sa popularité première. — Ceci est une grande question qui concerne le gouvernement bavarois plus que vous, à moins que ce gouvernement, ou la régence de Würzburg ou le bourg de Kissingen lui-même ne se mettent à l'œuvre, et, en s'imposant personnellement des sacrifices, ne vous aident dans la grande tâche que vous vous êtes engagé à accomplir, on ne doit pas s'attendre à ce que vous puissiez seul faire face à tout ce qui est désirable, ni opérer des miracles de la nature de ceux que les concessionnaires de Hombourg, MM. Blanc, ont pu faire au moyen des bénéfices prodigieux qu'ils ont retirés des priviléges des jeux. Comme vous n'avez pas de ressources de ce genre (et je m'en réjouis dans l'intérêt même de Kissingen), vous ne pouvez donc pas prétendre à atteindre la dixième partie de ce qu'ils ont fait ; à moins donc que le gouvernement ne vous autorise à dépenser en innovations progressives la somme annuelle que vous vous êtes vous-même engagé à lui payer pour le loyer du Kurhaus, de Rocklet et des eaux minérales, on n'a pas droit de compter sur vous à l'égard de toute autre dépense que celle inévitable que vous êtes obligé de faire pour mettre votre propre établissement du Kurhaus sur un pied convenable. Quant à ce que le gouvernement et la ville elle-même devraient faire, cela se trouve précisé dans les indications suivantes.

Je n'en parle simplement ici que pour avoir occasion d'exprimer ostensiblement le ferme espoir que j'ai de les voir bientôt réalisés.

1. Reculer le cours de la rivière du voisinage des jardins du Kursaal, que leur trop grande proximité de l'eau rend humides, et dont l'étendue est trop restreinte et trop limitée. Par cette opération, les deux principales sources d'eaux minérales se trouveraient également soulagées d'un voisinage aussi gênant que nuisible.

2. Faire l'acquisition du terrain ainsi gagné et des champs adjacents que l'on convertirait en une belle et grande promenade d'une part, et un parc de plaisance de l'autre, ainsi que cela se trouve maintenant dans toutes les principales eaux d'Allemagne.

3. Bâtir au-dessus de la colonnade du Kursaal une suite d'appartements de premier ordre, dans le genre de ceux de Hombourg, comprenant deux salles à manger, une petite et une grande, un salon de conversation,

un pour la lecture des journaux, un pour le whist et, enfin, un pour fumer, etc.

4. Construire une terrasse élevée sur le devant de ce qui se trouve être maintenant le dos du Kursaal, lequel dos devait être percé de six grandes fenêtres qui ouvriraient sur la terrasse en question, plus, une septième fenêtre, plus grande que les autres, et qui, placée dans le centre du demi-cercle actuel, servirait de porte.

5. Le cours de la rivière devrait décrire une ligne courbe en ondulant gracieusement, ainsi que cela a lieu plus haut dans la vallée, et descendre à la ligne du moulin à eau, en longeant le centre du champ, tel qu'il est actuellement, supposons à environ trois cents pieds de son lit naturel, ce qui est une opération facile, et qui probablement ne demanderait pas beaucoup d'argent. En faisant le lit de ladite rivière plus large et plus profond, en en disposant proprement les abords, qu'on ornerait de plantations diverses, en y mettant du sable au lieu de toutes les saletés dont ils sont encombrés, cet endroit se trouverait ainsi métamorphosé en une promenade d'utilité publique et digne d'admiration.

6. Par une telle disposition, toutes les habitations les plus proches de la rivière, qui sont en ce moment comparativement malsaines et désagréables, et que les Anglais évitent en conséquence du courant que les égoûts qui passent sous les arcades, ainsi que d'autres causes, rendent fangeux, deviendraient non-seulement désirables mais même auraient la préférence sur les autres, à cause de la vue qu'elles auraient sur le jardin et le parc, et de l'absence de l'humidité, des mauvaises odeurs et des moustiques.

7. Pour obvier à ce dernier inconvénient, qui dans maintes occasions pendant les grandes chaleurs est de-

venu intolérable aux personnes se promenant ou occupées à prendre les eaux, on devrait pratiquer un autre conduit souterrain communiquant à la rivière, à partir d'un peu au-dessus du pont de pierre, en descendant presque jusqu'à la maison qui fait face à la route de Würzburg, à environ une centaine de pieds du bord de la rivière, et en décrivant un gracieux détour parallèle à la ligne de maisons situées sur ce bord. À ce nouveau conduit devraient correspondre d'autres conduits également souterrains et partant de chacune de toutes ces habitations qui se trouveraient ainsi débarrassées de leurs rebuts et de leurs ordures.

8. Au moyen d'une écluse établie au-dessus du pont, en tête du conduit principal, on permettrait à un cours d'eau, provenant de la Saal, d'y séjourner jusqu'au soir, pour le laisser ensuite couler toute la nuit, de manière à nettoyer le conduit en question, qui se trouverait ainsi débarrassé de tous les immondices qu'il pourrait contenir, en les vidant, par son extrémité au delà de la ville, dans le nouveau cours de la rivière, avec lequel il se trouverait en communication.

9. Les « *retraites* » qui sont actuellement sous les arcades devraient être changées de place : 1º parce qu'elles deviennent souvent nuisibles ; 2º parce qu'il est indécent que les entrées et les sorties de ces sortes d'endroits se trouvent en vue de tout le monde.

10. Une rangée élégante de constructions devant servir de « *retraites* » aux personnes des deux sexes et ayant des entrées tout à fait séparées devrait être élevée au-dessus du conduit principal à environ cinquante pieds plus bas que les deux sources minérales et tournées vers le levant. Placé ainsi au-dessus dudit conduit, cet établissement serait constamment maintenu dans un état dé-

gagé de tout inconvénient par le débordement du conduit, qui aurait lieu toutes les vingt-quatre heures à travers la porte principale, ouverte au-dessus du pont.

11. L'aile de l'est des arcades actuelles devrait être prolongée au moins de cinquante pieds, de manière à rencontrer l'établissement dont il vient d'être question, et il faudrait en même temps agrandir la promenade à couvert qui se trouve maintenant trop limitée. Un tel arrangement aurait aussi l'avantage d'abriter complétement la plate-forme où les visiteurs se portent en foule pour boire les eaux du Ragozi et du Pandur, et qui se trouve maintenant si exposée à la pluie, à la violence des vents du sud et du sud-ouest, ainsi qu'à l'humidité, surtout le soir, à l'heure où on prend les eaux.

12. Dans le cas où le champ actuel et le cours de la rivière viendraient à subir les modifications et améliorations que je viens d'indiquer, je recommanderai que quelques-unes des arches solides de l'arcade du sud soient métamorphosées en grandes fenêtres demi-circulaires et descendant jusqu'à terre, de manière à laisser jouir de la vue du jardin, du parc, et pénétrer le soleil du midi, si désirable à la fin d'août et de septembre. L'aspect lui-même des arcades deviendrait conséquemment plus gai.

13. Un autre avantage important qui résulterait de ce projet de transformation générale, est que le dos du jardin actuel du Kursaal se trouvant alors plus ouvert, et par conséquent plus sec, deviendrait plus profitable et aussi plus accessible, en ce qu'il communiquerait avec le dos de la terrasse italienne projetée et le nouveau jardin du parc.

14. Le trottoir de la route qui conduit au pont de pierre devrait être plus élevé, dans de meilleures conditions et

pavé de dalles, afin de rendre la communication facile
entre les habitations qui bordent la rivière des deux côtés ; puis le plus haut des deux bords devrait, à partir
du pont jusqu'à la distance de cinq ou six cents pieds en
longeant le chemin de Francfort, être égalisé, convenablement planté et converti en une espèce d'ornement
qui, vu du côté du Kursaal, compléterait agréablement
les terrains de plaisance de Kissingen. Si l'on venait à
donner à la rivière la direction que j'ai indiquée et à la
maintenir large, profonde, au lieu de la laisser dans la
nonchalente et boueuse condition où elle se trouve actuellement, elle offrirait aux visiteurs pendant le beau
temps, en outre du plaisir de s'y promener en bateau,
l'agréable distraction de pouvoir pêcher dans de l'eau
propre, ce qui jusqu'à présent n'a pas été possible.

15. Une autre amélioration absolument nécessaire aux
eaux de Kissingen, c'est un chemin de fer à rail plat qui
desservirait l'aller et le retour du nouveau Sprudel-Bau,
et qui commencerait en face de l'endroit où finit Théré-
sienne Strasse. Comme les divers bains de Dampfbad,
de Wellenbad et d'Acide Carbonique, établis dans ce nouvel édifice, sont de plus en plus recherchés, on devrait
s'efforcer de les rendre aussi accessibles que possible aux
malades. L'omnibus actuel est un moyen de transport im-
parfait, fatiguant, et occasionne souvent des mécomptes.
Au moyen d'une seule voie à rail plat, un cheval suffirait
pour traîner, en quelques minutes, une voiture de forme
longue, montée sur six à huit roues et pouvant contenir de vingt, trente à quarante personnes, ainsi que cela
a lieu de Biberich à la jonction du chemin de fer de Castel. A l'arrivée des personnes ainsi transportées, le cheval serait aussitôt attelé au bout de la voiture opposé à
celui où il était en venant, de manière à être prêt à ra-

mener à Kissingen celles disposées à s'en revenir des Salines. Le char-à-banc se remplirait de nouveau d'autres malades qui se trouveraient prêts à se rendre à l'autre extrémité du chemin de fer de Kissingen. Ce char-à-banc pourrait être divisé en deux parties égales, l'une à couvert pour abriter ceux qui ne peuvent s'exposer à l'air ou à la pluie, et l'autre à découvert pour ceux qui préfèrent jouir d'un air pur et de la vue du pays.

16. Le niveau et la nature droite du sol sur lequel cette voie à rail plat est nécessaire rendent sa construction facile et bon marché. M. l'inspecteur Knorr a déjà établi dans son propre établissement de Salines des voies à rail plat semblables, et il n'y a pas d'ingénieur plus capable que lui d'entreprendre et de diriger non-seulement ce travail, mais encore tous les autres genres d'amélioration que j'ai suggérés. La chose la plus sage que le gouvernement bavarois, la régence de Würzburg, ou le Stadt de Kissingen pourraient faire, ce serait simplement de dire à M. l'inspecteur Knorr : « Telles sont les améliorations et innovations qu'il est nécessaire et urgent de faire ; voici l'argent *ad hoc*, et faites-les exécuter dans le plus bref délai possible. »

17. A propos de l'amélioration concernant le facile accès de l'établissement des bains aux Salines, je dois ajouter que, pendant les trois ou quatre dernières années, de nombreuses plaintes ont été portées sur les graves inconvénients survenus, faute de n'avoir su prendre aucune mesure pour assurer l'usage immédiat des bains aux malades, qui, une fois arrivés, ont eu souvent à attendre longtemps, à cause de l'incertitude naturelle de l'élévation de l'eau.

Pour éviter à l'avenir un tel inconvénient, il faudrait établir une cloche d'une vibration puissante, qui serait mise en branle par le gardien des eaux de la maison des bains aussitôt qu'il apercevrait les premiers symptômes de fermentation, et, comme le char-à-banc de l'autre côté serait toujours prêt à partir, puisqu'i n'y aurait qu'un seul cheval qu'on aurait soin de garder harnaché dans une écurie située à proximité dans Spital Strasse, les malades n'auraient, au premier son de la cloche, qu'à courir au char-à-banc qui les transporterait aux bains en cinq ou six minutes.

18. Sous quelque prétexte que ce fût, on ne devrait permettre de fumer ni dans le vestibule, ni dans les galeries, ni dans les salons, en un mot, dans aucun endroit du nouvel établissement. Un gendarme devrait être chargé de veiller à ce que les règlements d'ordre et de police fussent strictement observés.

L'année dernière, non-seulement, dans les salles de bains de gaz partiels où je me trouvais, on fumait, au grand déplaisir de mes malades, et cependant, ni l'homme de service à qui l'observation en fut faite, ni même le médecin en chef, soit par crainte d'offenser ceux à qui ils se seraient adressé, soit par une répugnance facile à comprendre, ne firent aucune remontrance. Un gendarme posté exprès ne saurait avoir les mêmes scrupules.

Non-seulement l'usage de fumer est désagréable aux Anglaises, mais encore il éprouve leurs nerfs, et l'on ne devrait certainement pas permettre de fumer dans les salles publiques. Durant le cours de la dernière saison, la police des promenades fut si mollement faite que l'on y vit des domestiques aller et venir en fumant, même pendant qu'il y avait nombreuse compagnie : un pareil relâchement eut lieu aux tables d'hôte du Kurhaus et de l'hôtel de Russie pendan le dîner ; des lumières furent apportées et des cigares s'allumèrent en présence des dames, c'est-à-dire avant qu'elles se fussent retirées.

19. Une des choses les plus mesquines que les étrangers ont tous remarquées, c'est la rareté des siéges qui se trouvent à la promenade, jusqu'au moment où ils sont apportés d'autre part et placés à la disposition de ceux qui prennent le café après dîner. Il n'y a que fort peu de bancs sur les deux ou trois principales promenades. Les domestiques du Kurhaus ne sont alors occupés qu'à porter sur leur dos d'un endroit à un autre les siéges dont on a besoin, comme s'il n'était pas plus aisé et plus convenable d'avoir un nombre suffisant de bancs, ou ce qui serait encore plus commode, une grande quantité de ces bonnes et solides chaises, telles que celles qu'on a adoptées à Paris, aux Champs-Élysées et aux Tuileries. Elles seraient également utiles dans le jardin botanique qui se trouve sur la façade du Kursaal et où l'on pourrait s'asseoir pour y entendre la musique, ainsi que cela a lieu à Baden-Baden, à Hombourg, Wiesbaden, etc., etc. L'orchestre lui-même devrait être placé dans un pavillon élevé au centre du jardin botanique, afin que les musiciens ne fussent pas obligés de se tenir debout, sous les arbres et sur un terrain humide, pendant tout le temps qu'ils exécutent ; ce qui change un peu le ton de leurs instruments et nuit à l'ensemble de leur harmonie. Enfin, il y a à Kissingen une apparence de pauvreté ou de mesquinerie dans toutes ces défectuosités qui fait sentir, à son grand préjudice, une absence totale de bien-être public.

20. La cause de ces imperfections et de tant d'autres que je pourrais énumérer est due, en grande partie, à une certaine répugnance de dépenser un peu d'argent à propos et pour de bons motifs, et aussi à l'absence d'un

commissaire de bains, régulièrement institué, et différant entièrement du *Landrichter*, ou magistrat principal, dont le poste et les devoirs sont incompatibles avec ceux de l'autre. Comme ville de bains, jamais Kissingen ne sera ce qu'elle devrait être, tant qu'un réel « gentleman, » aux manières polies et agréables, habitué au contact de la bonne compagnie et familiarisé à la langue française, n'y sera pas placé comme intendant durant la saison, et revêtu d'un plein pouvoir pour faire observer les règlements ; il devrait avoir un contrôle illimité sur les domestiques, les hommes de service et de police, sur les musiciens et les jardiniers, etc., etc. Cet intendant aurait également sous sa surveillance la salle de bal, le théâtre, les concerts et autres amusements publics. Un poste de ce genre, avec un traitement de mille à quinze cents florins pour la saison, qui est de trois mois à partir de juin à septembre, n'aurait rien que d'honorable et conviendrait très-bien à un des chambellans du roi, le plus favorablement connu, ou à un officier retiré du service.

Un seul florin ajouté à l'impôt sur les étrangers, et qui est actuellement de trois florins (cinq shillings), acquérerait ce bienfait au visiteur de Kissingen.

21. Quant à ce qui a rapport aux bals, il y a un amusement que, comme médecin connaissant parfaitement l'effet des eaux de Kissingen, je considère comme étant de la première importance aux jeunes gens qui les prennent. Il sera absolument nécessaire d'organiser un bal particulier un des autres jours de la semaine que le samedi, qu'on abandonnerait aux réunions plus publiques ainsi que cela a lieu maintenant. On choisirait le mercredi et l'on mettrait à un florin le prix du billet d'admission particulière, de même que cela se pratique à Wiesbaden, où ce mode réussit fort bien. Là, le bal se

trouvant par ce moyen bien composé, on y rencontre ce qu'il y a de mieux en Allemands, Anglais, Français et Russes, ce qui en rend le séjour plus agréable et fait que les gens se plaisent mieux entre eux. Le commissaire des bains devrait être le maître des cérémonies de ces bals privés, où il serait laissé à sa discrétion et à son plus ou moins de connaissance des individus et des familles, le soin de les présenter les unes aux autres ; conséquemment à leur arrivée à Kissingen, chaque individu ou famille devrait faire une visite préliminaire à cet officier, qui devrait la leur rendre et se mettre ainsi au courant de la société dont ces bals doivent être composés.

22. Les Anglais, même lorsqu'ils se trouvèrent au nombre de trois cents résidant à Kissingen, n'avaient que des moyens fort insuffisants de suivre leurs devoirs religieux, à cause du manque de prévoyance à ce sujet de la part des autorités. Si les diverses améliorations que j'ai suggérées dans mon memorandum actuel, ainsi que dans mon premier, venaient à s'effectuer de manière à inspirer aux visiteurs anglais la conviction que Kissingen est réellement destiné à être mis sur un pied des plus satisfaisants, je puis affirmer d'avance qu'ils sous-criront pour la construction d'une chapelle convenable ; du moins, c'est l'intention de beaucoup d'entre eux.

C'est au zèle ardent de M. Carl Jugel de Francfort qui, depuis le premier moment de l'ouverture des eaux, a pourvu à tous les moyens intellectuels de distraction et satisfait à la soif de nouvelles politiques, que l'on doit la création d'une bibliothèque circulaire de quatre mille volumes, de recueils littéraires dans les trois langues principales de l'Europe, et d'une salle de journaux que l'on y trouve au nombre de cinquante, provenant de tous les Etats les plus importants. Il a depuis ajouté un magasin

de papeterie et d'objets d'art de tout genre qui ne laisse
à désirer qu'un emplacement plus grand et mieux ven-
tilé. Sa situation est on ne peut plus commode, et le service est on ne peut mieux entendu. En un mot, cet établissement fait honneur à ceux qui en ont la direction.

23. La régence, où le gouvernement devrait bâtir un
théâtre, l'enceinte actuelle qui porte ce nom est une
honte pour Kissingen. Il m'est arrivé plus d'une fois
d'avoir à conduire à ce théâtre des Anglais de haute distinction, et je me suis trouvé tout confus de les introduire dans une telle baraque (1).

Tels sont les améliorations et agrandissemens nécessaires pour faire des eaux de Kissingen un séjour complétement délicieux, et si la plupart de ses innovations
ne sont pas déjà en voie d'exécution, elles se feront progressivement, car il est facile d'observer qu'une phase
nouvelle et favorable s'opère dans la direction principale
du Kurhaus, et qu'en outre des améliorations et des
grands changemens déjà faits par les nouveaux concessionnaires, et relatifs au bien-être des hôtes, surtout qui
arrivent d'Angleterre, il ne s'en est pas fait de moindres
à l'hôtel de Russie, établissement également supérieur,
et qui, grâce au zèle et aux efforts ardens que fait son
propriétaire pour contenter tout le monde, mérite un pa-

(1) J'apprends avec plaisir qu'un endroit a été choisi dans une
position favorable, et que le plan qui a été fait de la construction d'un théâtre a reçu l'approbation de la régence. Bien que
l'ancien emplacement fût grossier, les représentations n'en furent pas moins toujours de premier ordre. Je me rappelle avec
plaisir y avoir entendu les opéras de Flotow, tels que *Martha* et
Stradella qui furent convenablement représentés. Le vaudeville et
la haute comédie sont autant de leçons pour ceux qui appren-
nent l'allemand.

tronage soutenu. Je puis à cet égard parler avec toute l'expérience que j'en ai personnellement acquise.

L'exemple de ces deux principaux établissemens réagit nécessairement sur les maisons particulières meublées de premier ordre, dont quelques-unes sont montées sur un plus grand pied que bien des hôtels, et, à l'exception d'une table d'hôte, offrent à des prix modérés qui varient, se'on le plus ou moins d'importance des appartemens, toutes les commodités et le bien être possibles. Parmi celles-ci, je dois rendre justice au vaste édifice d'Adam Hailman, dont j'ai déjà amplement parlé dans une de mes précédentes publications, et dont la situation est on ne peut plus favorable: j'y ai demeuré avec ma famille pendant deux saisons, alors que j'étais temporairement absent du Kurhaus, notre résidence antérieure. A ceux qui n'aiment pas la vie d'hôtel, et désirent être magnifiquement logés, à avoir leur indépendance et à jouir d'un bon air et d'une belle vue, je puis recommander consciencieusement cette maison dont les maîtres se dévouent exclusivement au service de leurs hôtes.

Il y a trois autres maisons de premier ordre dont la position est des plus agréables et qui ont l'avantage de posséder de grands et petits appartemens qui se louent pour la saison, à des prix proportionnés, aux étrangers de distinction. Ces maisons sont Carl Hess's, Cornelius Heile, Wielon Emmerick et Apoteke.

Quant aux maisons d'un ordre inférieur, bien que le nombre en soit très-considérable, il y a cependant, au plus fort de la saison, une immense difficulté à se loger convenablement. Il est arrivé quelquefois que des personnes nouvellement arrivées ont été obligées de coucher dans leur voiture pendant la première nuit ; j'engage toute famile ou toute personne qui veut s'assurer soit un appartement, soit un logement, de prendre la bonne habitude de toujours s'y prendre à l'avance.

Il a été dit dans le cours de cet exposé que parmi les différentes causes qui, pendant les premières années, arrêtèrent un instant le brillant succès de Kissingen, il y en avait quelques-unes plus difficiles à détruire que d'autres, mais qu'en vertu de l'énergie, l'esprit judicieux et des grandes ressources que possédait et qu'allait mettre en usage la nouvelle direction, elles ne tarderaient pas à disparaître complétement. A l'endroit de ressources publiques de ce genre, lorsque l'esprit d'antagonisme est poussé par un établissement rival jusqu'à avoir recours au mensonge et à l'intrigue, il n'est pas étonnant que ses intérêts se trouvent temporairement froissés. C'est ce qui a eu lieu pour Kissingen, à cause des mauvais procédés des personnes qui soutiennent les eaux de Hombourg.

Premièrement, on allégua que Hombourg est d'un accès bien plus facile, vu qu'il n'est qu'à une heure de distance seulement de Francfort. Mais on a omis d'ajouter que la proximité de cette ville a, par les flots de population de toute classe que le chemin de fer dépose tous les dimanches dans les rues et dans les salons de Hombourg, converti cet endroit en un véritable estaminet, au lieu d'être un endroit de plaisance et de repos.

Secondement, on nous a reproché de ne pas posséder tous les fastueux plaisirs qu'offre Hombourg presque gratuitement à ses visiteurs. Comme ce fait, vrai aux yeux de ceux qui n'en envisagent pas les terribles conséquences, a eu pour effet de faire donner à beaucoup de monde la préférence à Hombourg, il devient à propos de faire voir à quel prix affreux ces plaisirs sont achetés, il ne suffit, pour s'en convaincre, que de penser à la quantité de tables de roulette et de rouge et noire, qui, jour et nuit, d'un bout de l'année à l'autre, ne font que de plonger dans la ruine et le désespoir des milliers de familles et d'individus de toute condition.

Mais la plus fausse et la plus perfide des insinuations en question, c'est celle dont j'ai déjà fait justice, je ne sais combien de fois, dans mes publications précédentes, et sur laquelle cependant quelques assertions de sources privées persistent encore ; je fais allusion à la déclaration qui a été faite, que la source Elisabeth (la seule source naturelle qu'Hombourg possède, car les autres sont artificielles), et le Ragozi de Kissingen sont identiques. Il a été démontré, en comparant la table des ingrédients qui entrent dans la composition de la source Elisabeth, ainsi que cela a été publié sous les auspices et sous l'autorité des propriétés des eaux de Hombourg avec celle des substances chimiques contenues dans le Ragozi, qu'il n'y a pas le plus petit vestige de similitude entre eux ; que le nombre total das éléments est différent ; que si les mêmes éléments se rencontraient dans les deux eaux, ils varieraient en pesanteur et en degré de puissance ; qu'il y a beaucoup d'ingrédients dans le Ragozi qui ne se trouvent pas dans l'Elisabeth ; tandis que cette dernière possède en dissolution plus d'une substance qui corromprait les qualités naturelles et connues du Ragozi, si ces substances avaient le malheur de s'y trouver.

Dans mon livre intitulé : *Spa Revisted*, que j'ai publié en 1843, je déclarai que je ne pouvais pas partager l'opinion de M. Downie, qui vivait alors et exerçait la médecine à Hombourg, sur la grande similitude entre l'Elisabeth de Hombourg et le Ragozi ; et j'exprimai, en même temps, ma surprise de ce qu'un médecin, qui devrait connaître la chimie, pût tomber dans une telle erreur,

erreur qu'il eût pu éviter en comparant soigneusement l'analyse connue de ces deux eaux. En commençant par la somme totale des substances solides contenues dans chacune d'elles, on trouve dans celle de l'Elisabeth 117 3/4 de grains dans une pinte de 16 onces contre 83 3/4, dans une même mesure, dans celle du Ragozi ; le nombre total de ces substances est donc de 8 pour l'Elisabeth, tandis qu'il est de 15 pour celle du Ragozi, et ces dernières contiennent en elles des ingrédients importants, qu'en dissolution l'Elisabeth ne possède pas, tels que, par exemple, du bromate de magnésie, du carbonate de soude, du phosphate de soude, de l'alumine, de la matière extractive et environ un tiers de fer de plus, y compris 14 grains de moins de sel ordinaire dans la même quantité d'eau, circonstance qui, par conséquent, rend (ainsi que cela est connu) le Ragozi bien plus agréable au palais ; en outre, qu'il est de la plus pure limpidité, tandis que l'Elisabeth est bourbeuse et d'une couleur noire. En fait, ces deux eaux n'ont aucune espèce de similitude entre elles, et il y en a encore moins entre le Ragozi et le Kaiserbrunnen de Hombourg, qu'on peut très-bien qualifier Bitterwasser, d'eau amère. Par conséquent, soutenir, en présence de deux faits aussi irrécusables que palpables, et dont l'expérience peut être faite par tout le monde, que les eaux de Hombourg et de Kissingen sont semblables, et cela dans la seule intention de donner aux premières l'importance qu'ont les dernières, c'est faire du tort à Hombourg sans nuire à Kissingen, car l'erreur de cette similitude ne peut tarder à être reconnue.

En dépit de ces différences si manifestes à mes yeux entre ces deux sources, il y a cependant des gens intéressés qui s'en vont mystifiant le monde à l'égard de cette prétendue analogie, et c'est un individu qui se dit médecin anglais (bien que son nom et ses qualités ne se trouvent sur la liste d'aucun collége), qui, dans une petite brochure de poche, persévère à faire ressortir le soi-disant droit que les eaux de Hombourg ont au patronage public.

Mais ces subterfuges ne sont pas les seuls mis en usage pour soutenir Hombourg au détriment de Kissingen. Il paraîtra à peine croyable, qu'aux principales tables d'hôte de Francfort, où les voyageurs anglais vont généralement pour se réunir, il vienne s'asseoir des personnes vulgairement surnommées des « *touters* » (raccoleurs), qui ne font pas autre chose que d'épier chaque individu ou famille qu'ils supposent devoir se rendre de Francfort à Kissingen. Ils s'introduisent d'eux-mêmes auprès des personnes, et prônent sur tous les tons la supériorité des eaux de Hombourg, prêchent leur proximité, leur beauté, la charmante gaîté qui y règne, et enfin s'efforcent de persuader à ces voyageurs qu'en Angleterre on n'a aucune connaissance des eaux minérales d'Allemagne, et qu'ils feraient mieux de consulter un médecin spécial de Francfort, qui parle anglais et de qui ils acquerront la preuve que les eaux de Hombourg sont non-seulement supérieures à celles de Kissingen, mais encore à toutes les autres eaux minérales du pays. Pourtant, ce médecin si compétent n'aura jamais examiné, ni goûté de l'eau des autres sources, ni écrit une seule ligne, ni sur ce sujet, ni sur aucun autre, en preuve de sa science, de son habileté ou de sa compétence à émettre une opinion sur le choix d'une ville de bains minéraux en Allemagne (1).

____

(1) Il est à peu près inutile de dire que les propriétaires de ces hôtels sont tout à fait étrangers à ces manœuvres. Je dirai mê-

II.

EAUX DE KISSINGEN.

(B) LEURS PROPRIÉTÉS, LEUR EFFICACITÉ, ET MODE D'EN
FAIRE USAGE.

Il est temps maintenant de porter notre attention sur
la considération toute particulière que méritent les différentes sources dont nous avons déjà parlé et dont l'efficacité connue, et qui ne peut être mise en question, doit
être d'une supériorité vraiment transcendante pour avoir
pu résister au mauvais effet des trames indignes et mé-
prisables ourdies contre elles, et maintenir en dépit
d'elles sa prépondérance européenne.

me qu'en général rien ne surpasse la manière dont les hôtels à
Francfort sont entendus. Les principaux hôtels de cette ville
sont à juste titre réputés pour être de premier ordre en Allemagne. Pendant bien des années, alors que M. Sag en était le
maître, je descendis à l'hôtel de Russie avec ma famille, et je
puis certifier que peu d'hôtels peuvent se vanter d'avoir une telle
renommée. Mais, depuis peu, il est devenu trop princier pour
des voyageurs ordinaires, et c'est maintenant à l'hôtel d'Angleterre que je m'arrête ; la supériorité de sa situation le rend plus
agréable ; il est aussi plus spacieux et plus aéré intérieurement ;
la salle à manger est plus gaie ; le service s'y fait avec autant
de civilité et les prix sont plus raisonnables. Le Romishkaiser,
le Schwan et deux ou trois autres sont aussi de très-bons hôtels.

Je ne puis mieux faire que de reproduire ici ce que j'ai constaté d'une manière très-succincte à l'égard du caractère et des vertus physiques 1° du Ragozi, 2° du Pandur, 3° du Maxbrunnen, dans un prospectus, fait à la demande des derniers concessionnaires, qui émane de mon ouvrage beaucoup plus étendu des diverses sources et est destiné à circuler en Europe et dans les colonies.

« I. Le Ragozi a une saline des plus aiguës, a un goût acidulé et accuse distinctement la présence du fer. Limpide, sans couleur et bouillonnante, elle forme un breuvage agréable ; c'est un des agents le plus efficaces des sécrétions et un doux purificateur du sang. Comme les eaux de Carlsbad et de Wiesbaden, elle agit sur le foie et les reins et fortifie le système sans l'exciter. Son action directe sur la constitution des femmes a été prouvée dans plus de cent circonstances et est devenue presque proverbiale. Les dérangements pour lesquels le Ragozi semble être le plus efficace sont ceux ci-dessous désignés :

» 1. Les affections de la membrane muqueuse de l'estomac et des intestins ; l'obstruction dans les organes digestifs, surtout dans ceux du foie ; la congestion dans les vaisseaux qui conduisent le sang veineux au mésentère ; le manque d'appétit, la ventosité, les vers, le gonflement des glandes mésentériques ; la dyspepsie générale et l'affection hyppocondriaque qui s'en suit.

» 2. Les maladies de poitrine et de trachée ; l'accumulation du flegme ; la toux symptomatique provenant d'humeur goutteuse ou herpétique.

» 3. Le dérangement dans le système de la circulation chez la femme mariée ou non mariée provenant d'insuffisance, ou du contraire, ou de difficulté accompagnée de douleurs ; la stérilité ; les pertes morbides provenant

de faiblesse locale, d'irritation ou du trop plein des vaisseaux.

» 4. Les rhumatismes opiniâtres et les affections goutteuses.

» 5. Les affections chroniques dans les organes urinaires : la gravelle, le commencement de la pierre, les
spasmes dans la vessie.

» 6. La pléthore et le trop d'embonpoint.

» 7. Les affections chroniques de la peau ; les gonflemens glandulaires et la tendance aux scrofules.

» Le Ragozi doit se boire le matin de bonne heure à
jeun et en doses depuis trois jusqu'à six ou huit verres,
et à des intervalles d'un quart d'heure entre chaque verre.
Ces intervalles doivent, autant que possible, être remplis
par des promenades en plein air, et dans le cas où on en
serait empêché, cet exercice nécessaire devra avoir lieu
dans l'appartement. Les personnes qui, par suite de leur
état de fablesse, ne peuvent le boire que dans leur lit,
doivent le faire à des intervalles plus éloignés.

» On peut déjeuner, une demi-heure après, soit avec
de bon café ou du chocolat léger, avec du lait, si l'on
veut, mais pas de crème.

» Le dîner doit se composer d'un ordinaire bon, mais
simple, tel que du bœuf, des viandes rôties de plusieurs
espèces ; éviter autant que possible les légumes et les
mets farineux.

» Le porc, l'oie, le canard, le poisson lourd, les mets
gras ou assaisonnés de sauce piquante ou qui sont, sous
d'autres rapports, difficiles à digérer , enfin, tous les légumes et végétaux ordinaires, tels que la salade et les
fruits, sont strictement prohibés.

» La nourriture qui convient le mieux à souper, c'est
du potage léger, du bouillon d'orge ou bien des œufs

frais, sinon des pruneaux ou de la marmelade de pomme ; mais il faut bien se garder de tout autre mets susceptible de rendre la digestion difficile. Il est absolument nécessaire d'observer une stricte diète, c'est le seul moyen d'aider les effets avantageux des eaux minérales.

» II. Le Pandur, dans ses effets, ne diffère pas essentiellement du Ragozi. Dans le principe, on s'en servait comme bains, mais maintenant on le prend également comme breuvage, surtout le matin. Il est particulièrement efficace pour les constitutions délicates, où le Ragozi serait peut-être trop stimulant, en conséquence de ses trop fortes qualités chalybées. Pris le soir, il est d'un résolvant et tranquille effet. Pris comme bain, sa principale efficacité est : 1° dans les rhumatismes et affections goutteuses : dans les maladies chroniques et cutanées, telles que les éruptions syphilitiques et herpétiques de la peau ; 3° dans les affections scrofuleuses profondément invétérées ; 4° dans les ulcères opiniâtres, dans les paralysies, les contractions et la raideur des membres provenant de blessures, de la goutte ou d'autres causes de ce genre.

» III. Le Maxbrunnen est aussi clair que du cristal, agréable et piquant au palais. Les personnes en bonne santé le prennent quelquefois comme breuvage rafraîchissant et exhilarant, soit pur, soit mélangé avec du vin ou du lait, comme l'eau de seltz. Quelquefois, on le prend aussi comme médecine, et, dans ce dernier cas, c'est un doux et rafraîchissant stimulant. Il dissout le flegme, est légèrement apéritif, et agit principalement sur le système lymphatique, sur les membranes muqueuses des poumons, sur celles des organes digestifs, sur les reins et les urétères.

» Il est, par conséquent, des plus efficaces : 1° dans le

désordre du système lymphatique et glandulaire et, par-
dessus tout, dans les nombreuses et diverses modifications
scrofuleuses ; 2° dans les affections chroniques, telles que
la phthisie, la pituite, la purulence, les tubercules et les
affections chroniques de l'asthme double muqueux, éma-
nant du rhumatisme goutteux et accompagné de flegme ;
3° dans les affections muqueuse du canal intestinal, l'â-
creté de l'estomac, l'excès ou la qualité morbide de la
bile, les fièvres bilieuses. Cette eau est considérée comme
le meillenr remède pour les enfants qui, par suite de débilité dans les organes digestifs, ont des vers, des ai-
greurs, des vents, des vomissements, des coliques, des
constipations et des diarrhées, et comme sa saveur est
agréable, il n'en est aucun qui répugne à la prendre.

» Pour les dérangemens chroniques des organes urinaires ; la gravelle et la pierre ; la congestion des conduits de la vessie et des affections urinaires provenant de
cette cause. On trouvera des informations p.us étendues
à l'usage de cette eau admirable, dont l'importation s'est,
en conséquence, énormément augmentée dans le récent
et court Essai médical du docteur Granville, de Londres, qui traite de ce sujet dans son livre sur Kissingen.»

Je désirerais maintenant expliquer au lecteur, et d'une
manière plus simple encore, l'action de ces différentes
eaux, et désigner surtout deux ou trois circonstances relatives à leur influence sur le corps humain, et que j'ai
été le premier à faire remarquer dans le livre sur Kissingen ci-dessus mentionné.—Comme l'examen et les différents points de vue qui s'y trouvaient alors développés,
ont reçu un accueil favorable à cause de leur simplicité
et de leur facilité à être compris, je me bornerai seulement, aujourd'hui que je n'écris qu'un simple essai po-

pulaire, à les reproduire dans le langage identique sous lequel ils ont été originairement offerts au public.

« De même qu'un praticien expérimenté peut instantanément deviner l'indisposition du malade qui le consulte en regardant l'ordonnance qu'il lui apporte, de même un médecin habile et savant peut à la simple inspection de la table analytique des salines et des autres ingrédiens contenus dans les eaux minérales de Kissingen prédire leur efficacité dans les diverses maladies auxquelles elles sont applicables.

» Le rôle que jouent à l'égard l'un de l'autre ces différents ingrédients minéraux et leurs rapports entre eux (surtout si l'on considère qu'il faut que leur dissolution soit d'une nature bien pure pour produire un fluide aussi limpide et aussi transparent), sont en ce moment encore matière à conjectures. Tant de causes peuvent être en action dans cette opération, et tant d'ingrédients interviennent pour modifier la dissolution que la philosophie est déjouée dans ses calculs quant à la précision des résultats.

» Une température plus ou moins élevée, — une plus ou moins grande quantité de gaz dans l'eau, — la présence ou l'absence de lumière, trop ou trop peu, — l'état de l'atmosphère à l'égard de la chaleur et de l'électricité, — probablement aussi l'évolution des effets électro-magnétiques à différentes phases de la dissolution dont la présence peut devenir un agent modificateur dans l'efficacité de l'eau minérale, sont des considérations que ceux qui ont écrit sur les eaux de Kissingen ont entièrement perdues de vue dans leur estimation de la valeur et de l'influence qu'elles ont dans les maladies.

» Quant à la puissance qu'ont en général les eaux minérales sur la constitution humaine, il n'est personne aujourd'hui qui, possédant l'ombre du bon sens, oserait se permettre d'en douter. Le temps est passé où il était encore nécessaire à ceux qui, comme l'auteur du présent ouvrage, soutenaient (par pure conviction de leurs vertus réelles) l'usage des eaux minérales dans les maladies, afin d'argumenter et discuter le fait sur un terrain aussi logique que physiologique. La simple assertion que les eaux minérales sont un des agents correctifs le plus efficaces que le créateur ait mis à notre portée pour la conservation de notre existence, lorsqu'elle est menacée par les maladies, est acceptée maintenant comme un axiôme. Cependant, en Angleterre surtout, le nombre des sceptiques à l'égard de ce mode de pratique parmi les hommes de la profession médicale était si grande, même à l'époque où je publiai « *The Spas of Germany* » (Eaux d'Allemagne), que le désir et l'espoir de porter la conviction dans l'esprit des incrédules m'obligea de faire appel au témoignage des autorités les plus compétentes et de démontrer par des arguments et des analogies la vérité de propositions relatives à l'influence des eaux minérales que tout le monde admet aujourd'hui comme étant incontestables.

» Dans mes essais intitulés « (*Popular, considérations on the Use and Power of Mineral Waters,* » (Considérations populaires sur l'usage et le pouvoir des Eaux minérales), et qui peuvent servir d'introduction à mon ouvrage sur les eaux d'Allemagne, le lecteur trouvera ces argumens et ces analogies amplement démontrés, et l'en recommande fermement la lecture à ceux qui ne seraient pas encore convaincus.

» Le professeur Hufeland était l'Hippocrate moderne de la Prusse. Ses opinions sont d'autant plus éminemment estimées que l'on sait que ce n'est qu'après un mûr examen et des réflexions basées sur une grande expérience qu'il formait et délivrait un jugement sur tout sujet médical. Conséquemment on peut accepter comme autorité des plus grandes tout ce qu'il a pu avancer au sujet de l'efficacité des eaux minérales dans les maladies.

» Le professeur Hufeland a donc dans un ouvrage intitulé : *Hufeland's Practische Uebersicht der Vorzuglischsten Heilquellen Teuschlands*, formulé sans restriction aucune son témoignage sur les vertus souveraines des eaux minérales pour la cure de plusieurs affections.

» Kreysig, dernièrement décédé, et qui est aussi une des grandes lumières de la science médicale, pratique aussi bien que théorique, a, dans un ouvrage habile, complet, amplement démonstratif, et qui fait loi, forcé l'attention de ses copraticiens sur la nécessité d'apporter plus de confiance dans les eaux minérales, et d'en faire plus fréquemment usage dans le traitement des maladies chroniques, opiniâtres, invétérées et compliquées. Son ouvrage, qui a été traduit en anglais et en français, peut être aisément consulté, c'est un guide précieux à l'usage général des eaux minérales.

» En tâchant d'expliquer l'efficacité toute particulière de ces mélanges chimiques dont se composent les eaux de Kissingen, du Ragozi, du Pandur ou du Maxbrunnen il existe dans les recherches qui ont été faites jusqu'à présent un point qui n'a pas été assez pris en considération, et cependant toute la question sur l'efficacité que ces eaux possèdent ou ne possèdent pas, sur le plus ou moins de degré de cette efficacité dépend peut-être de ce point.

» Envisagées comme des agens médicaux, les différens auteurs qui s'en sont préoccupés se sont tenus pour sa-

tisfaits de déclarer (de même qu'ils l'eussent fait à l'é-
gard d'autres agens pharmaceutiques) que les eaux de
Kissingen étaient altérantes ou purgatives, adoucissantes
ou excitantes, sudorifiques ou toniques, ainsi que cela
pourrait être, ou bien envisagées seulement comme de
simples agens chimiques, ils ont déclaré qu'elles étaient
chalybées, salines ou mélange gazeux, et qu'elles pouvaient s'appliquer à des maladies d'un genre particulier.

» Ces deux formes d'examen sont évidemment défec-
tueuses, car elles n'ont nullement égard à une circonstance qui constitue le point auquel il est fait allusion
dans le paragraphe précédent, et qui, bien que ne se trouvant pas posititivement prouvé, ne devrait pas, ainsi que
cela a déjà eu lieu, être traité avec négligence. On peut
cependant se rendre compte de cette circonstance et de
ce point.

» Par exemple (et l'on peut en dire autant de toute
autre eau minérale qui est constamment tourmentée par
une grande quantité d'acide carbonique ou autre gaz),
lorsqu'on boit le Ragozi à sa source, aussitôt que le verre
rempli du liquide agité se trouve promptement vidé dans
l'estomac, n'est-il pas probable qu'à dater de ce moment
on se place sous l'influence d'une action particulière autre
que celle qui peut émaner de l'ingestion d'une simple
combinaison de 15 ingrédients contenus dans l'eau en
question ? Ceci, ainsi que la remarque en a déjà été faite,
peut fort bien n'être qu'une simple conjecture de ma
part (car je n'ai jamais vu nulle part qu'il en ait été
question). Mais je ne puis m'empêcher de penser qu'en
buvant une eau minérale dans le moment même où elle
va se mélanger tout naturellement, ou , en d'autres
termes, pendant qu'une opération chimique se fait et
continue sous une combinaison perpétuelle et consécu-

tive de gaz acide carbonique nauséabond, y compris de nombreux salins et autres ingrédients qui se dissolvent dans la source, je dis que je ne puis m'empêcher de penser que dans de telles circonstances, on doit s'attendre à la présence de quelque influence électro-magnétique, et que la possibilité seule de cette influence devrait être prise en considération. On doit même regretter qu'elle ne soit pas encore entrée dans les calculs qui ont déjà été faits, car une telle influence est susceptible de modifier les eaux du Ragozi, ou de toute autre eau minérale prise de même, soit en ajoutant, soit en prenant de ces vertus, ce que la même eau posséderait comme mélange sta-tionnaire.

» Lorsqu'on laisse couler sur le corps, ainsi que cela a lieu fréquemment à Kissingen, à Marienbad, à Egra, etc., un courant de gaz acide carbonique provenant directement de la source, la fermentation qui augmente au plus haut degré est le résultat qui, dans le moment, précipite la circulation. C'est alors que l'état électro-magnétique du corps doit nécessairement être différent de ce qu'il était auparavant. N'en peut-il pas être de même à l'égard des 15 ingrédients du Ragozi, travaillés successivement et sans fin par un excédent de vingt-neuf pouces cubes de gaz acide carbonique libre, aussi des 12 ingrédients combinés du Maxbrunnen avec un flux de trente-et-un pouces cubes du même gaz?

» Une telle manière de voir n'expliquerait-elle pas ce fait indiscutable que, pris à sa source, le Ragozi, ainsi que toute autre eau minérale, produit de bien autres résultats que pris d'une bouteille où il a été enfermé pendant un certain laps de temps, quelque soigneusement d'ailleurs qu'il ait pu être conservé.

» Qu'il en soit ce qu'on voudra, nous savons toujours

par expérience que, considérée chimiquement, la présence seule d'ingrédients minéralisateurs dans les eaux de Kissingen ne prouve pas, d'après des principes philosophiques rationnels, en faveur de leur effet salutaire dans les affections du corps humain, si nombreuses et si variées, autant que lorsqu'elles sont prises à la source, et nous devons, par conséquent, en conclure que la chimie naturelle surpasse notre intelligence.

» Les différentes maladies qui sont profitablement traitées par les eaux de Kissingen peuvent être sommairement énumérées dans la liste suivante où elles se trouvent classées et groupées en raison de la région ou de la fonction particulière du corps affecté par elles, et en y comprenant également celles que le Ragozi, le Pandur, le Maxbrunnen, le Soolen-Sprudel peuvent individuellement guérir et modifier aussi bien que celles qui sont bénéficiées par les bains de vapeur salés, d'acide carbonique et les bains froids salés bouillonnans.

» 1. Maux des organes digestifs tels qu'indigestion provenant du manque de ton dans l'estomac, âcreté, constipation, obstruction du foie, surabondance, insuffisance ou condition morbide de la bile, gonflement, congestion ou endurcissement du mésentère, glandes, manque d'appétit, ventosité et hypocondrie.

» 2. Maux de poitrine et de trachée, toux symptômatique, commencement de phthisie, enrouemens chroniques, asthme accompagné de beaucoup de flegme.

» 3. Maladies chroniques des organes urinaires, la gravelle ou commencement de pierre, spasmes de la vessie, urine muqueuse, albumineuse ou diabétique, condition maladive des reins.

» 4. Désordre de la circulation chez les femmes mariées ou non mariées, aménorrhée ou interruption, dysménorrhée ou douleurs périodiques, polyménorrhée ou surabondance périodique, soit en quantité, soit en fréquence ; pertes provenant d'abondance, de faiblesse ou d'irritation locale ; endurcissement, ramollissement ou irritabilité de l'utérus, tendance à l'élargissement des ovaires ; propension à l'avortement et surtout la stérilité.

» 5. Rhumatismes et affections goutteuses ; paralysie : contraction des membres provenant de la goutte ou de rhumatisme ; torpeur, engourdissement du système ; débilité dans les organes sexuels et dans les fonctions ; vieillesse prématurée provenant d'excès.

» 6. Scrofules ; maux chroniques cutanés ; éruptions syphilitiques et herpétiques de la peau ; plaies ou ulcères non cicatrisés ; gonflemens glandulaires.

» La manière dont quelques-unes des eaux minérales de Kissingen agissent dans la cure de beaucoup des maladies ci-dessus désignées semble être de trois natures : 1° altérante ; 2° purgative ou dépurative ; 3° tonique et fortifiante. Dans presque tous les cas que j'ai eus à traiter, j'ai remarqué chacun de ces trois genres d'actions qui se produisirent successivement au fur et à mesure que je continuais le traitement des eaux minérales, soit comme bains, soit comme breuvage. Durant le cours des diverses saisons que j'ai passées à Kissingen, où j'ai eu plusieurs centaines de malades à soigner, on peut s'imaginer aisément que j'ai dû avoir distinctement observé, à moins, en vérité, que ma perception des faits soit obtuse, comment le mal, soumis à l'influence du Ragozi ou du Pandur, ou des deux en même temps, ou bien encore à celle du Maxbrunnen, du Soolen et des bains de ce dernier, semble se modifier et finalement se guérir ; j'ai dû observer également comment la constitution du malade s'en trouve de temps à autre affectée, ce qui a été réellement le cas.

» Premièrement, les eaux minérales agissent comme altérantes. La maladie n'est pas autre chose qu'un désordre de plusieurs ou de toutes les conditions normales du corps, par conséquent, la guérison ne peut s'accomplir, sans ramener en même temps à son état naturel l'équilibre ébranlé de ces conditions. Donc, toutes les fois que les eaux de Kissingen ont effectué un tel rétablissement, le progrès n'a pu avoir lieu que par l'altération de l'état de choses existant sous l'influence maladive. Il est, du reste, sous ce point de vue, un fait dont je suis parfaitement convaincu, c'est que là où j'ai pu reconnaître que les fluides du corps humain, sous l'influence maladive, était dans un état d'impureté, j'ai eu, par ma persévérance dans l'usage de quelques-unes des eaux de Kissingen, le pouvoir de modifier ces fluides et de les rendre à leur état normal.

» Secondement, les eaux de Kissingen agissent comme purgatifs et comme dépuratifs. Ce dernier mode d'action semble principalement dépendre de la première, ainsi que d'une espèce de purgation de matières morbides, offensives à la peau, aux poumons et aux reins. Les eaux de Kissingen ne semblent pas d'abord exercer sur le système aucune action purgative. Elles peuvent avoir besoin de quelque assistance ; mais leur puissance se fait bientôt sentir, et elles continuent à l'exercer, non en vertu d'aucune des qualités purgatives qu'elles possèdent, mais en rendant aux intestins le ton qu'ils ont perdu d'une manière si merveilleuse que la constipation habituelle traitée par deux bains des eaux minéral s de Kissingen ne se reproduit plus de deux ou trois ans, et cela sans le secours d'aucune médecine : ceci est connu.

» Mais pendant que ce résultat a lieu, les eaux en question agissent comme dépuratives. Premièrement, en ce qu'elles occasionnent journellement par la peau ou par les reins une abondante élimination de matière impure provenant du sang ; secondement, parce qu'étant absorbées dans la masse de la circulation, beaucoup de leurs ingrédients se trouvent mélangés avec le sang, qui bien que lentement, ne s'en purifie pas moins graduellement.

» Enfin, la manière dont les eaux de Kissingen agissent dans la cure des maladies énumérées ci-dessus est fortifiante et tonique. Ceci est un fait qui ne laisse aucun doute à quiconque a observé ce qui a lieu vers la fin du traitement de tous les cas qui réussissent. Voyez ici un malade hépathique ou hypocondriaque, pâle, jaune, se traînant à peine et semblant à charge à lui-même et aux autres ; il boit de l'eau du Ragozi pendant quatre semaines, se baigne dans le Pandur, prend aussi quelques bains salés du Dampfbad et finalement se plonge dans les bains froids bouillonnants. Regardez-le maintenant comme il est droit, dégagé, et avec quelle souplesse il marche ; remarquez comme le coloris de la santé a remplacé cette teinte naguère si blême, et comme tout son corps, de bouffi et malsain qu'il était, a repris ses proportions et son harmonie. Au lieu de cet abattement moral qui ne le quittait pas, entendez-le comme il cause gaiement, comme il se réjouit et se vante du bien-être qu'il éprouve, comme s'il devait vivre toujours ! Pendant qu'un tel patient se débarrasse ainsi graduellement de sa maladie par l'altération, la purgation et la dépuration que produit l'influence des eaux de Kissingen, ne doit-il pas acquérir en même temps dans tous ses organes une vigueur et un ton qu'il ne possédait pas auparavant ? Oui, à nos

eaux, les malades qui se trouvent dans une telle condition recouvrent leur santé perdue par trois différents
procédés dont les effets n'ont qu'un seul et même agent.
Ils sont purgés, purifiés et fortifiés par les eaux minérales.

» Cette manière de voir de ma part sur le genre d'action qu'ont les eaux minérales de Kissingen est soutenue
par l'opinion de presque tous les écrivains qui ont traité
de ce sujet, et surtout par le docteur Balling, dont l'ouvrage fait preuve de plus d'investigations philosophiques dans les causes et les effets des eaux minérales que
cela ne se rencontre dans d'autres ouvrages qui y ont
rapport.

» J'ai encore quelques mots à dire avant de terminer
ce chapitre, ils sont relatifs à la durée du plus ou moins
de temps à se soumettre à l'influence des eaux de Kissingen. La question de savoir si le traitement par la vertu
des eaux minérales devrait durer quatre semaines a été
depuis des siècles universellement résolue et de fait et
d'usage.

» En général, ce laps de temps suffit, quelque court,
d'ailleurs qu'il puisse paraître, et l'on reconnaîtra effectivement que la santé peut être rendue au bout de quatre
semaines de l'usage des eaux minérales, résultat que ni
les conseils du médecin, ni les drogues du pharmacien
n'ont pu obtenir en autant d'années.

» Il ne faut cependant pas admettre pour tous les cas
de maladie le nombre de quatre semaines comme règle
absolue. Il devient quelquefois nécessaire de prolonge
le traitement jusqu'à six semaines et même le double de
ce temps. Il est certaines constitutions qui doivent être
traitées avec ménagement, et ce serait compromettre la
cure qu'on se propose, si pour l'opérer on faisait prendre

à un malade la quantité d'eaux minérales requise en moins de temps qu'il n'est dans la nature de sa constitution de pouvoir le faire. Il en est d'autres chez lesquelles, au bout de trois semaines de traitement, une suspension de dix jours devient impérieusement nécessaire à cause de circonstances qui doivent être connues du médecin expérimenté de la place. Il existe une troisième classe de malades qui recouvreraient leur santé d'une manière plus effective et plus permanente s'ils suivaient d'abord le traitement ordinaire, qui est de quatre semaines, au bout desquelles ils s'absenteraient pendant une quinzaine de jours en employant ce temps en courtes et tranquilles excursions, et reviendraient ensuite faire une répétition de leur traitement.

» Le fait est que chaque cas doit être traité tel qu'il le mérite, c'est-à-dire selon la connaissance que le médecin aura acquise de l'idiosyncrasie du malade confié à ses soins, des symptômes particuliers qui le tourmentent, et surtout de la manière dont il pourra supporter l'action de l'eau et des bains minéraux.

» On peut cependant affirmer avec confiance que la majorité des visiteurs à Kissingen retireront, dans l'espace de quatre semaines environ, tout le bien-être qu'ils peuvent espérer des sources de cet endroit vraiment privilégié. »

Je ne crois pas superflu d'ajouter en conclusion que l'air, à Kissingen, est d'autant plus fortifiant et d'autant plus pur qu'il est éminemment dégagé de toute maladie funeste et endémique, du moins si l'on en juge par ce fait remarquable que pendant les trois différentes années 1833, 1849 et 1854, que le choléra est venu en Bavière, il ne s'est jamais fait sentir à Kissingen. Enfin, depuis l'ouverture du chemin de fer de Francfort et de Würzburg, l'accès de la première de ces villes à Kissingen peut maintenant s'effectuer aisément en cinq ou six heures, au lieu de quinze ou seize qu'il fallait autrefois par la diligence (1). Malgré les nombreuses sources d'informations de tout genre qui existent aujourd'hui, je ne crois pas inutile de dire deux mots ici des facilités que l'on a maintenant pour aller de Londres à Kissingen, et je rappellerai à mes lecteurs que par le train de Londres et de Paris, comme par celui de Paris et de Strasbourg, ou, ce qui est encore mieux, par celui de Paris et de Mayence, on peut se rendre à Francfort en quarante-huit heures, dans des voitures de première classe magnifiques ou dans celles de seconde classe, qui sont on ne peut plus convenables, et que l'on a de plus la faculté de s'arrêter quelques heures à Paris, soit à moitié chemin de là, à Mayence. Ce trajet est également expéditif de Calais à Cologne par le chemin de fer franco-belge ou par bateau à vapeur, en un jour, de Cologne à Castel et à Francfort. Par l'une ou l'autre de ces voies, on évite cette longue traversée en mer, toujours si redoutée des voya-

(1) Pour la convenance immédiate de mes lecteurs d'Angleterre qui ont l'intention de venir à Kissingen, je crois à propos de joindre ici une table des heures de départ du chemin de fer de Francfort aux différentes stations qu'il sert jusqu'à Schweinfurt, ainsi que du prix des premières et secondes classes, information qui ne se trouve pas encore insérée dans le Schweinfurt.

Les heures de départ en été ne sont pas encore fixées.

			1re classe.		2e classe.	
De Francfort à Aschaffenburg.	1 h.	»» m.	1 fl.	54	1 fl.	18
—	Lohr.........	2	14	3	24	2	18
—	Gemunden....	2	36	4	»»	2	42
—	Würzbourg...	3	30	5	21	3	33
—	Schweinfurt...	4	55	7	12	4	46

geurs malades. Sous ce point de vue, il devient évident que la soi-disant supériorité que Hombourg se vante de posséder sur son accès plus facile de Londres se réduit à quelques heures de chemin de fer de moins.

Aux malades à qui une plus ou moins longue traversée importe peu ou qui préféreraient faire ce voyage par Mayence ou par Castel d'une manière plus tranquille, plus certaine et moins dispendieuse, je leur conseillerais de prendre l'un de ces grands bateaux à vapeur où les passagers trouvent une très-bonne nourriture et sont parfaitement bien soignés. Je leur recommanderai également, surtout pendant les mois d'été, l'ancienne voie de la Compagnie Néerlandaise par Rotterdam (1).

(1) Je viens d'apprendre qu'un nouveau bateau à vapeur tout récemment construit commencera son service au jour habituel, vers le mois d'août. Ce navire est monté sur un pied tout à fait supérieur en ce qui touche le bien-être des voyageurs et tous les genres de commodités y ont été prévus. Il offre beaucoup d'espace, et sa force, qui est augmentée dans des proportions relatives, est de 300 chevaux au lieu de 160 qu'elle était auparavant. Sa vitesse, ainsi qu'on l'assure, lui permettra donc de faire le voyage en seize heures de Londres à Rotterdam.

Quant aux prix, ils demeurent les mêmes que par le passé.

III.

LE SOOLEN-SPRUDEL-BAU.

DESCRIPTION DU NOUVEL ÉTABLISSEMENT DES BAINS.

Il est dit au titre de ce petit volume que l'établissement
que je vais décrire est sans égal en Allemagne. C'est un
fait que reconnaîtront avec moi ceux de mes lecteurs devenus compétents à cet égard, soit par leurs propres observations, soit d'après ce qu'ils ont entendu lire ou lu
sur cette grande légion des différents établissements publics de ce pays destinés à l'usage d'agents correctifs applicables au corps humain, sous la forme de bains bouillonnants, de bains à vapeur chargés de puissants agents
chimiques, de bains gazeux, dans lesquels le ou la malade est plongé sans que les vêtements de l'un ou de
l'autre en soient nullement altérés; enfin, des bains
d'air aspiré, comme pour baigner, au moyen d'un fluide
mixtionné invisible, les bronches et le gosier. Telles sont,
et il y en a encore d'autres inférieures, les ressources
extraordinaires accumulées sous un seul toit qui abritent
un bâtiment spacieux que le gouvernement royal a, depuis quatre ans, fait construire pour le bien-être et la
convenance des malades de Kissingen; ce bâtiment s'appelle le *Soolen-Sprudel-Bau*.

Cette dénomination émane de l'objet principal qui
forme un point central d'attraction dans le grand vesti-

bule du bâtiment, c'est-à-dire d'un puits grand et profond d'eau salée, intermittente, qu'on appelle le *Soolen-Sprudel*, ou source d'eau bouillante salée. Cette source, avec son étonnant et officieux phénomène, que j'ai décrite dans d'autres publications et qui l'a été aussi par le professeur Forbes, d'Edimbourg, est celle dont les différentes espèces de bains, dont il a été premièrement question, sont approvisionnées par leurs propres matières, savoir : d'eau bouillante à une température de 66 degrés Fahrenheit, de sel, de vapeur et de gaz acide carbonique. La séparation et la répartition de ces trois agents distincts du corps de l'eau dans la source, lorsqu'elle monte dans le puits à des périodes incertaines, bien que rapprochées pendant le jour, sont maintenant dirigées de la manière la plus facile et la plus parfaite, grâce à l'habileté et au génie de M. l'inspecteur Knorr, ingénieur civil, qui est déjà à la tête de toutes les branches de ce grand établissement hydraulique à Kissingen et de son voisinage immédiat, dont fait partie celui que nous allons décrire.

L'établissement de bains, nommé le Soolen-Sprudel-Bau, est construit au-dessus du flux et reflux du fameux Soolen-Sprudel qui se trouve situé dans le centre, e auquel sont subordonnées toutes les subdivisions de l'établissement. Le bâtiment, qui est de cent quatre pieds de long, a sa façade à l'ouest vers la rivière la Saal, et consiste en un centre et en deux ailes, dont chacune se compose d'un rez-de-chaussée et d'un premier étage. Au rez-de-chaussée se trouve une enfilade de chambres habilement disposées pour quatre espèces différentes de bains à l'eau froide, et alimentées par la source Sprudel, dont je vais bientôt faire une description plus particulière. Au premier étage, au-dessus de celle-ci, se trouve une autre enfilade de chambres également à l'usage de bains : mais au lieu d'eau, elles sont approvisionnées de gaz acide carbonique pur, provenant aussi de la source Sprudel. Il y a aussi une salle destinée aux exhalaisons respirables de vapeurs chlorurées pour les personnes malades de consomption ; puis une autre où a lieu l'application partielle du gaz aux oreilles, aux yeux et à tous les genres d'inflammation de ces organes. Rien ne peut égaler la propreté et l'élégance de ces différentes salles de bains, qui possèdent, en outre, tous les accessoires propres à tous les genres de bains. Toutes les salles comprises au rez-de-chaussée et au premier étage de l'aile droite du bâtiment sont réservées au service des dames, et celles de l'aile gauche sont à l'usage des hommes seulement.

Le centre bu bâtiment forme un vestibule spacieux et élevé recouvert d'un toit de cristal au travers duquel le jour se fraie un passage, et vient en plein exposer à la vue tous les phénomènes de la grande source du *Sprudel* qui se trouve placé dans le milieu, immédiatement au-dessous, et est protégée par une haute balustrade. La lumière ainsi répandue égaie en même temps tous les alentours qui sont artificiellement décorés de peintures à fresques dans le style de Munich.

Sur trois des côtés de ce vestibule carré, se trouve une grande galerie qui fait alignement avec le premier étage. Deux des côtés forment les escaliers qui conduisent du rez-de-chaussée au premier étage ; celui de derrière même a une double enfilade de salles destinées aux dames et aux hommes, dans lesquelles se trouvent ce que j'appelle les *bains de vapeur*, et qui ont leurs cabinets de toilette respectifs, tandis que celui de devant, qui forme le centre de la façade du premier étage, est composé d'un grand et magnifique salon qu'on appelle: *Conversation saal*; il est meublé de chaises, de sophas et d'ottomanes aux couleurs gaies et variées, et rangée immédiatement à l'entrée qui communique avec les trois galeries mentionnées ci-dessus, et qui sont supportées par des colonnes.

Du côté adjacent au rez-de-chaussée à l'est, c'est-à-dire derrière l'édifice, il y a plusieurs pièces réservées aux gens de service, et non loin de là il y a un kiosque, ou plutôt un café restaurant. Pendant les heures où les bains se prennent, il se tient toujours dans l'une des salles du premier étage.

Tel est le nouvel établissement de bains à Kissingen, et je demande si l'on peut rencontrer dans aucune autre partie de l'Allemagne, et même de l'Europe, un assemblage de sept différentes espèces de bains aussi distinctes dans leurs spécialités, et dont quelques-unes sont entièrement nouvelles à la médecine, et uniques en elles-mêmes. Mais bien que le bâtiment lui même soit nouveau, et que l'idée de réunir dans une seule enceinte ces différens genres de bains ne se soit accomplie que depuis les trois dernières années, beaucoup de ceux qui ont lu mon premier volume intitulé: *Kissingen*, se rappelleront qu'alors je décrivis tous ces modes de bains particuliers à ces eaux, bien qu'ils ne fussent encore que grossièrement administrés. A cette époque, ces applications d'eau minérale, de vapeur et de gaz furent d'abord faites, seulement, comme des expériences de leur puissance sur la constitution humaine sous l'influence maladive; ce ne fut seulement que lorsque leur grande efficacité et leur popularité furent reconnues et acquises qu'un établissement mieux entendu, mieux disposé et mieux dirigé, devint impérieusemeut nécessaire, et que le gouvernement bavarois se décida à faire construire l'édifice actuel, sur la demande urgente de l'inspecteur Knorr que j'appuyai de ma plus sincère sollicitude, ce dont mes écrits font foi.

IV.

SOURCE DU SPRUDEL.

SES PHÉNOMÈNES ET SES DIFFÉRENTS USAGES.

En l'année 1846, dans mon livre intitulé " *Kissingen : its Sources and Ressources,*" page 52, j'écrivis ce qui suit :

« Le *Soolen Sprudel,* dérivé de *soole* (écume) *brine and sprudel,* est un puits d'eau salée situé au nord du chemin qui conduit à la vallée par la rive gauche de la Saal, et à trois mille pieds de distance de Kissingen. Il y a, abrité par des châtaigniers, un chemin pour les voitures et un sentier pour les piétons. »

C'est précisément pour rendre facile et immédiat l'accès à ce puits que j'ai suggéré, ainsi que cela est mentionné au commencement de ce volume, la création d'une ligne à rail plat qu'un seul cheval suffirait à desservir.

« Ce puits est depuis 140 ans enfermé dans un bâtiment carré, en bois, peu agréable à la vue, et qui, avec sa tour contiguë également en bois et son appareil de pompe non moins grossier, ne tarderont pas à disparaître pour être remplacés par une construction plus élégante et surtout plus commode, qui s'élève en ce moment d'après les plans de l'inspecteur Knorr. Je puis prédire d'avance que lorsque les changemens nécessaires seront faits et le nouveau bâtiment terminé, le local du Soolen-

Sprudel deviendra le salon des élégantes de Kissingen. »

La confirmation de cette prédiction fut longue à se justifier ; elle n'eut guère lieu que deux ou trois années après qu'elle fut prononcée, car ces trois années ne furent que des années de désordres, de confusion et de troubles politiques. Mais enfin elle s'est réalisée, ainsi qu'on a pu le remarquer, et j'ai vécu pour voir le brillant « *Conversation saal* » situé au-dessus même du bruyant bouillonnement de la source, et embelli par de charmans visages qui attendent leur tour pour recueillir les fruits de ce frappant phénomène ainsi que des propriétés de cette mystérieuse fontaine.

Il y a bien des siècles que, des entrailles de la terre, dans la vallée romantique de la Saale Franconienne, connue de Tacite comme le « flumen gignendo sale fecundum, » surgit une source salée qui, depuis, ne fut employée qu'à faire du sel et à laquelle on donna le nom de *Rundebrunnen*. Jusqu'en l'année 1822, cette source, sans varier de beaucoup, s'était élevée en un courant non interrompu d'une profondeur d'environ quatre-vingt-un pieds. Cette année là, on commença à sonder le fond du puits, opération qui fut continuée jusqu'en 1826, où l'on atteignit à la profondeur de 323, ce qui fit obtenir un flux d'eau plus abondant, c'est-à-dire 21 1/4 pieds cubes par minute, au lieu de quatre. Avec le temps, le volume du flux alla toujours en augmentant, et, il y a quelques années, il était de 40 pieds cubes par minute. Le puits actuel au-dessus du trou du sondage a 25 pieds de profondeur et huit de diamètre, à partir de son ouverture jusqu'à 14 pieds en descendant, mais de là jusqu'en bas ce diamètre se réduit à cinq pieds.

Autrefois, excepté dans le moment où l'on y descendait des espèces d'entonnoirs pour recueillir le gaz acide carbonique qui s'échappait du puits, ce dernier était toujours laissé à découvert. Maintenant, il est toujours recouvert d'une coupole vitrée, de manière que la brillante lumière de la toiture de cristal dont il a été question pénètre perpendiculairement dans le puits et rend visible chaque mouvement de l'eau. Les matières cubes du puits ont bien près de mille pieds.

Le trait le plus frappant et le plus imposant du Soolen-Sprudel et qui lui donne une spécialité qui ne se rencontre nulle part, c'est le caractère de l'intermittente abondance du flux et reflux de cette source. Il y a des sources intermittentes dans toutes les parties du monde, mais il n'y en a aucune de la nature de celle du Soolen dans laquelle ce phénomène se fait remarquer par de si fréquentes et si violentes particularités En présence de la mystérieuse apparition de ce phénomène, on ne peut qu'être saisi d'étonnement, et quiconque l'a vu une fois ne peut l'oublier.

Les intermittences ou interruptions du Soolen furent primitivement remarquées durant les opérations de sondage; mais elles étaient alors fort irrégulières, car il y a deux fois cessation du flux pendant quatorze jours. Depuis, bien que matériellement influencé par le nombre de pompes qu'on fait jouer dans le puits, son retour a été plus régulier.

A chaque instant du jour, une multitude de monde couvre la rampe qui entoure le puits et attend avec anxiété l'arrivée de cet étrange phénomène. Chacun essaie de bien choisir le moment où il commence à venir en fixant les yeux dans le vide du puits dont la profondeur depuis le bord jusqu'à l'eau étant de 11 à 12 pieds, ne présente qu'une « *visible obscurité*. » Sur la surface du fond, à part un léger bouillonnement à peine perceptible et produit par quelques bulles de gaz, tout est aussi morne que la tombe.

Tout d'un coup, quelques sons sourds, semblables à un bruit lointain de tambour ou d'artillerie parviennent à l'oreille (1), et l'on peut voir le puits se remplir lentement, l'eau s'élever comme du mercure dans un thermomètre, puis la surface s'agiter et devenir bruyante. L'écume épaisse qui la recouvre n'est brisée au centre que par des explosions successives de gaz (presqu'acide carbonique pur), pendant lesquelles l'eau, où l'écume se trouve partiellement divisée, prend la nuance verte de la mer dans ses plus hautes latitudes. Accompagnée de grandes secousses et agitée de la plus violente manière, elle continue à s'élever progressivement jusqu'à ce que le puits soit tout à fait rempli. Ceux qui se sont amusés à regarder de la poupe d'un navire poussé de l'avant par un vent violent, la mer lui jeter son écume et fouetter son gouvernail de ses mouvements et de ses bonds perpétuels, peuvent se faire quelque idée de l'aspect de notre puits dans le moment ci-dessus décrit : en un mot, il n'y a pas de matelot qui ne serait immédiatement frappé de la ressemblance. On peut encore comparer ce puits au milieu de son grand sabbat, à une immense chaudière d'eau bouillante sur le fourneau au plus haut degré possible.

Lorsque cette agitation a atteint son maximum, le dégagement du gaz qui précède l'ascension de l'eau dans le

(1) Le professeur Forbes, dans son Traité scientifique et savant sur ce puits, admet n'avoir remarqué les sons en question que seulement lorsque le gaz commence à se dégager avec vigueur, et son opinion est qu'ils émanent des commotions produites par le gaz de la grande colonne d'eau.

puits cesse tout d'un coup, et quelques secondes après, la surface de l'eau devient parfaitement tranquille. L'eau redescend d'abord rapidement et ensuite plus lentement jusqu'à ce qu'elle se trouve abaissée de 9 à 10 pieds. A peine ceci a-t-il eu lieu qu'un jaillissement soudain de l'eau d'abord, puis de gaz, se fait remarquer au fond du puits, qui se remplit lentement, et ce flux d'eau et de gaz continue son ascension progressive qui ne semble atteindre son maximum que lorsque l'eau est parvenue aux limites de sa hauteur, ce qui demande de 30 à 40 minutes après le premier retour du courant. Elle demeure dans cet état de violente agitation pendant environ deux heures, quelquefois plus, souvent moins; c'est alors qu'a lieu la répétition du cycle précédent du phénomène.

La période d'intermittence varie considérablement.

En général, ce phénomène est visible toutes les trois heures; mais son retour dépend beaucoup du nombre de pompes que l'on fait jouer pour extraire l'eau du puits et en faire du sel, ou pour la diriger par des conduits souterrains à un réservoir près de Kissingen, où elle est distribuée en conséquence à l'usage des bains. Plus on emploie de pompes, moins il y a de périodes d'intermittence.

D'après l'exacte observation du docteur Forbes, il paraît évident que lorsque l'eau redescend dans le puits, elle se trouve véritablement réabsorbée par le trou artésien qui la rejeta, car il n'y a pas d'autre débouché au puits.

Ce professeur raconte une expérience qui avait pour but de démontrer la force ascendante avec laquelle l'eau est expulsée du trou artésien. Lorsqu'on descendit dans le puits l'étroit tube d'étain qui se termine en entonnoir et qu'on appliqua cet entonnoir à la bouche du trou artésien qui se trouve au fond du puits, l'eau et le gaz rejaillirent à une hauteur de plusieurs pieds au-dessus de la surface de la terre; ceci prouve que si un tuyau remontait lui-même de ce trou, au lieu de se décharger lui-même de ce trou dans les huit pieds de diamètre du puits, l'eau se transformerait en une fontaine jaillissante qui aurait beaucoup de ressemblance dans son phénomène avec les Geysers d'Islande.

Le gaz acide carbonique presque pur qui se trouve expulsé avec violence du trou artésien et dont le passage à travers la colonne d'eau cause sa turbulente commotion, est d'une abondance prodigieuse. Une pinte de cette eau contient 30 pouces cubes de gaz combiné, mais cela ne donne aucune idée de la quantité non combinée qui se développe. Le professeur Forbes ne put imaginer un moyen praticable pour en obtenir autant à estimation brute. Même, dit-il, les premières minutes du retour de l'action de la source à l'état de faiblesse où elle se trouve après que le flux a eu lieu, suffisent pour que le puits se remplisse de 920 pieds cubes de gaz, en occasionnant en même temps la grande commotion dont il a déjà été question.

C'est cette même quantité de gaz qui a été utilisée et qui forme une des nouvelles ressources de Kissingen des plus importantes; il en sera plus particulièrement fait mention ci-après.

La température du Soolen-Sprudel n'est jamais moins de 15 degrés Réaumur ou de 67 Fahrenheit, même lorsque la température moyenne de l'atmosphère est de 32 degrés, ce qui est la température habituelle reconnue de Kissingen en juin, juillet et août. Cette source amère et salée peut donc être considérée comme une source bouillante dont la haute température contraste avec celles des autres sources minérales de cet endroit qui durant l'été le plus chaud ne dépassent jamais 45 degrés Fahrenheit. Kastner, l'analyste du Soolen, trouva sa chaleur au mois de décembre de 67 degrés Fahrenheit, alors que la température de l'air n'était que de 45, 5.

J'ai fait connaître la composition chimique du *Soolen* par la table analytique de la plupart des sources d'Allemagne, qui se trouve dans un autre volume que j'ai publié. Ainsi qu'on peut le vérifier, une pinte de cette eau contient en dissolution le double de la quantité d'ingrédiens solides qui se trouvent dans le Ragozi et près de six fois autant qu'il y en a dans le Maxbrunnen. Le muriate de soude ou de sel ordinaire se trouve, ainsi qu'on peut s'y attendre, être le principal agent ; l'eau, ainsi que nous l'avons dit, est précieuse en ce qu'elle contient cette substance dont on fait l'extraction sur une grande échelle. Chaque pinte en produit 107 grains 1/2. Vient ensuite le sulfate de soude, ou sel de Glauber, dont il se trouve 35 grains 1/3 ; enfin, arrive une troisième substance qui est la plus importante comme médecine, mais que n'apprécie pas suffisamment la profession médicale, c'est le muriate de magnésie dont il entre 24 grains 1/2.

Cette composition offre une grande analogie avec celle de l'eau de mer, dont elle a la couleur et le goût sans être tout à fait aussi amère.

Ces trois ingrédiens salins, tels qu'ils viennent d'être mentionnés, pourraient, avec raison, faire croire que le Soolen est un purgatif puissant. C'est précisément le cas ; aussi, le seul usage interne qu'on en fait a pour but d'aider les autres eaux minérales à ménager le canal intestinal lorsqu'il se trouve dans un état de relâchement.

Souvent nous ordonnons qu'on le prenne chaud, en ajoutant un tiers ou un quart d'eau ordinaire très-chaude et qu'on en boive un ou deux verres de six onces chaque.

Quand ceci a lieu, je permets aux malades de le boire chez eux, avant qu'ils se lèvent ou qu'ils sortent.

Ce breuvage peut suppléer parfaitement bien à l'eau de Pullna, ou Bitterwasser (eau amère), excepté lorsque la constitution se ressent de l'usage d'une aussi grande quantité de sel ordinaire que celle qui existe dans une pinte de l'eau du Soolen.

Il est un ou deux exemples importants pour la profession pratique, où l'usage interne du Soolen pourrait se faire avec avantage ; mais ce n'est point ici la place de s'étendre sur ce sujet. Le Soolen est une eau puissante qu'on ne doit ni traiter inconsidérément ni employer légèrement sans avis.

Néanmoins l'usage externe du Soolen est beaucoup plus général, ainsi que nous le verrons ci-après. Chaud ou froid, seul ou combiné avec le Pandur, notre Soolen a fourni aux malades jeunes et vieux ample occasion d'apprécier tout ce qu'il vaut employé en bains.

Ce soulèvement, ce bouillonnement et ce bruissement qui ont lieu tour à tour et auxquels succède un silence presqu'absolu dans cette source salée, proviennent du gaz acide carbonique qui s'échappe de quelques cavernes et fissures du lit qui se trouve sous le sol à une profondeur de 150 à 300 pieds. Toutes les fois que ce gaz s'accumule en assez grande quantité pour dominer le poids de la colonne d'eau qui est dans le trou, et donne une impulsion ascendante à cette dernière en même temps qu'il s'en échappe ; lorsque sa quantité est épuisée, la colonne d'eau redescend de plusieurs pieds, quelquefois presque soudainement, d'autrefois graduellement ; puis, l'accumulation de gaz reproduit le même phénomène.

Le commencement de ce soulèvement et de sa durée sont incertains. Il y a lieu de croire qu'ils sont influencés par l'infiltration de l'eau de pluie et les éboulements de terre ; ils le sont probablement moins par la pression atmosphérique ; mais il n'est pas douteux qu'ils soient affectés par les pompes aspirantes que l'on plonge sans cesse dans le puits pour pomper l'eau du Soolen, en extraire le sel et en préparer les bains. D'après des observations scrupuleusement faites dans une expérience de plusieurs années, il semblerait : 1° que la source est tranquille pendant huit heures trois minutes et demi toutes les vingt-quatre heures ; 2° que le temps qui s'écoule entre chaque intermittence dépend du plus ou moins d'usage que l'on fait des tuyaux de pompe plongés dans le puits ; car lorsqu'on les fait beaucoup travailler, les intermittences ont lieu plus rarement et l'élévation de l'eau continue plus longtemps. Si les pompes demeurent dans l'inaction, les intervalles entre les intermittences sont plus grands ; d'où il paraîtrait qu'en diminuant le poids de la colonne d'eau du trou artésien, du puits et surtout celui du gaz, par l'aspiration des pompes on facilite la source à s'élever.

V.

LE DAMPFAD OU BAIN DE VAPEUR MURIATIQUE.

SA DESCRIPTION, SON USAGE. — LES CAS REMARQUABLES.

Aucune eau minérale ne présente plus de ressources dans ses applications sous le rapport des bains que celles de Kissingen ; et il est fort heureux que ce soit ainsi, puisque l'usage interne de ces eaux célèbres perdrait une partie de son efficacité sans la facilité simultanée avec laquelle on peut se procurer les eaux des diverses sources, du Pandur surtout et du Soolen, lorsque celles-ci sont élevées à une certaine température par la vapeur et au moyen des tuyaux qui les traversent.

Mon but ici, pourtant, n'est pas de toucher la question des bains du Pandur ou des bains chauds du Soolen, pris en particulier ou dans les grandes salles de bains, en rapport direct avec l'établissement du Kurhaus, ainsi que des hôtels et des maisons meublées. J'ai traité longuement ce sujet dans une publication précédente ; je n'ai donc à ajouter ici que, d'après la quantité de ces deux eaux, la facilité de se les procurer, et aussi, grâce à la surveillance exercée par les médecins inspecteurs, les malades ont en quelque sorte la garantie morale d'obtenir les eaux véritables dans les principaux établissements, et aussi moins de crainte qu'elles ne soient falsifiées dans les maisons de second ordre. Je maintiens pourtant l'opinion que j'ai toujours émise depuis que je connais les habitudes de Kissingen, qu'il serait plus sage et plus prudent que les bains d'eaux minérales chaudes ne fussent administrés que dans un ou deux établissements de la ville, en rapport avec le Kurhaus, et sous l'inspection d'un médecin en titre, les deux dits établissements étant tenus d'admettre les deux sexes. Un honnête propriétaire pourrait faire la demande des eaux du Pandur ou du Soolen, pour un bain particulier, dans le cas où le malade ne se trouverait pas en état de sortir ; mais de tels cas sont rares à Kissingen.

Depuis que feu le docteur Maas établit à Kissingen la grande maison au coin de Ludwigstrasse, en 1836, qui porte encore son nom, et qu'il y ajouta une rangée de petits cabinets dans le fond, donnant sur un petit jardin, de manière à procurer à ses malades l'avantage des eaux du Pandur ou du Soolen, tous les médecins du pays qui lui ont succédé ont fait de même dans leur résidence particulière.

Dans ce moment il n'y a pas moins de six de ces messieurs, à Kissingen, ayant de grandes maisons, dans lesquelles ils placent leurs malades et les étrangers qui s'y présentent comme logeurs et auxquels on procure des bains. Un tel arrangement a ses avantages et ses désavantages. Il est commode pour un malade d'avoir les moyens de se baigner dans sa demeure même, et encore plus agréable de pouvoir compter sur son propriétaire pour avoir des eaux véritables. Mais un système pareil est considéré par quelques personnes comme un désavantage, en ce sens qu'elles ne peuvent s'empêcher de penser (ce que je crois erroné) que le propriétaire est porté à faire venir trop de bains, et ceux seulement qu'il se procure dans son propre établissement, le prix des bains particuliers étant à un taux plus élevé et devenant pour eux une source considérable de gain. Ma réponse à ce dernier soupçon (car ce n'est pas autre chose) est que je le considère comme très-improbable et sans fondement véritable. Quoique j'imagine que la conduite d'un médecin vis-à-vis de son malade doive être comme la femme de César, non seulement pure, mais à l'abri du soupçon, il serait mieux que messieurs les médecins de Kissingen n'eussent aucun intérêt pécuniaire, soit dans les bains, soit dans les drogues. Je me trouve moi-même dans cette catégorie, et j'ai exercé pendant la saison d'été plusieurs années consécutivement à Kissingen, avec la sanction du souverain même ; je me trouve être le plus ancien médecin de l'endroit, à une seule exception près. Je n'ai aucune maison à moi, aucun établissement de bains qui m'enrichisse, conséquemment je prescris indifféremment toutes espèces de bains, quelle qu'en soit la localité, au Kurhaus, aux Salines, dans les établissements de médecins, ou dans les logements particuliers, selon que le cas l'exige.

Le docteur Maas était un digne et excellent homme au mérite duquel j'ai déjà précédemment payé un juste tribut. Outre qu'il était le principal aussi bien que le plus ancien praticien, il était aussi nommé par le gouvernement aux eaux minérales. On pouvait s'attendre à ce que le médecin, qui arrivait immédiatement après lui comme ancienneté et qui s'établit avant que je ne fisse connaissance moi-même avec ces eaux, en 1836, fût nommé officiellement successeur du docteur Maas. Il n'en fut pas ainsi pourtant ; on a nommé à sa place un étranger que ses manières agréables, la connaissante parfaite de la langue française, aussi bien que le rang de *Hofrath* qu'il occupe, feront certainement aimer dans l'exercice de ses fonctions.

Après avoir fait mention d'un si grand nombre de médecins établis dans la ville de Kissingen, qui ne possède

pas plus de 2,000 habitans, mes lecteurs s'écrieront naturellement, selon le proverbe anglais, que « trop de cui-
» siniers gâtent la sauce. » Cependant, lorsque quatre
ou cinq mille individus malades se réunissent dans des
établissemens très-suivis, de bains, demandant plus ou
moins à être dirigés dans la manière de prendre les eaux,
six ou sept médecins ne sont pas de trop. Seulement on
pourrait objecter que leur expérience se bornant à une
période de 4 mois, pour subvenir aux soins exigés sur tant
de malades (les autres 7 ou 8 mois de l'année s'écoulent
sans l'occasion d'exercer leur profession, car pendant l'hi-
ver il n'y a personne d'importance à Kissingen), ces messieurs, dis-je, ne peuvent acquérir ce tact, ce coup d'œil,
ce jugement, qualités si nécessaires à faire un bon praticien, et qui ne peuvent s'obtenir qu'en exerçant toutes
leurs facultés sans interruption sur les cas remarquables
qui se présentent. Cette observation s'applique surtout
aux maladies des femmes, principalement aux dames
anglaises dont le tempérament, l'éducation, les mœurs
et la manière de voir, sous le rapport médical, diffèrent
si complétement de ceux des dames dont MM. les médecins sont les compatriotes.

Les bains indiqués sous le titre de cette section forment une branche à laquelle je suis redevable de résultats extraordinaires par la cure des maladies chroniques
et souvent funestes. Il y a toujours eu moyen, dans les
maisons où l'on fait le sel à Kissingen, de faire usage de
la vapeur audessus des grandes chaudières d'eau du Soo-
lan condensée, mais c'est une application difficile. En
1841, trois cabinets en bois furent établis pour les dames, et autant pour les hommes ; au-dessus de ces réservoirs étaient pratiquées des espèces de trappes ou sou-
papes qui laissaient pénétrer la vapeur dans le cabinet
où se trouvait le malade assis sur un siége en bois, et

complétement nu. L'idée était bonne, mais l'exécution et ses détails en étaient difficiles et défectueux. Ayant employé ces bains de vapeur plus souvent qu'aucun autre médecin de l'endroit, j'eus plus d'occasion de signaler les imperfections qui existaient, et aussi ce que nous avions le droit d'attendre d'un établissement de bains aussi complet que celui de Kissingen.

M. l'inspecteur Knorr, avec une délicatesse qui lui fait honneur, reconnut la vérité de mes observations, et m'assura que l'on allait faire tous les efforts possibles pour substituer un établissement plus sortable, et pour lequel il avait préparé un plan rempli de suggestions utiles. Il fut assez bon pour me communiquer ce travail en me demandant mes observations sur les détails. Il démontrait avec quelle facilité un manquement semblable à celui de Ischl, en Autriche, avec des perfectionnemens additionnels, pourrait être accompli à Kissingen.

Il fallait cinq ans pour réaliser ce plan qui fut définitivement accompli par l'établissement du Soolen-Sprudel-Bau, ainsi que je l'ai annoncé précédemment.

Le *Dampfbad,* bain de vapeur d'eau salée, forme la partie intégrale de cet établissement. Il occupe tout le centre, dans le fond, et consiste en plusieurs compartiments, quatre pour chaque sexe avec une entrée séparée. Ces compartiments sont placés au-dessus de la chambre formant réservoir à vapeur, avec sa chaudière et son condensateur. Leur emploi, pour des causes que nous allons énumérer entre grandement dans les opérations du bain de vapeur.

Ces appartemens ou chambres sont meublés avec élégance, et peuvent être de la grandeur d'une chambre à coucher ordinaire ou d'un boudoir, avec alcôve séparée du reste de la chambre par une porte vitrée. Dans cette alcôve, à la hauteur de deux pieds de terre, se trouve une couche ou lit de six pieds sur deux pieds deux pouces de large, fait en bois et perforé ; il est sur un plan incliné, le malade s'y couche de toute sa longueur, sans vêtemens, se préparant à recevoir le bain de vapeur. Dans le boudoir se trouve un grand canapé avec un bon matelas, des oreillers, des couvertures, une toilette, un miroir, des serviettes, etc. Un baromètre est suspendu dans l'alcôve, et au-dessus se trouve une trappe terminant une espèce de conduit ou cheminée que le baigneur peut ouvrir peu ou beaucoup, à sa volonté, selon qu'il trouve la chaleur excessive ou selon le cas contraire.

Le baigneur s'étant mis sur le dos, la porte de l'alcôve étant fermée, il pose la main sur un bouton de fer placé à sa portée sur le côté de sa couche, et lui faisant décrire un quart de cercle, laisse entrer un nuage de vapeur par gradation, ou tout d'un coup, selon son idée, jusqu'à ce que l'alcôve en soit remplie. Le thermomètre lui indique quand il doit fermer ; il laisse alors reprendre à ce bouton ou manche sa position primitive et perpendiculaire, ou il le ferme seulement à demi pour graduer l'intromission de la vapeur ; ou bien encore, il tire le cordon de la trappe au-dessus du lit, et laisse une partie de la vapeur s'échapper, quand elle devient excessive. Cette vapeur est surchargée de chlore et d'iode, par une idée heureuse de M. l'inspecteur Knorr, et qui est trop spéciale à la profession pour être comprise sans entrer dans ses parties diverses, telles que celles que j'ai dans ce moment devant moi, et que j'ai examinées sur les lieux mêmes.

La chaudière de la machine à vapeur étant pleine de vapeur d'eau douce, on remplit, par deux conduits différents, et simultanément, un réservoir d'eau du Soolen et une cuve de vapeur placée sous le lit du malade. Cette cuve à vapeur reçoit aussi par un tuyau horizontal du réservoir de l'eau du Soolen, l'eau qui a été vaporisée par l'admission de la vapeur provenant de la machine. Ainsi, deux sortes de vapeur entrent dans la cuve placée sous le lit ; en addition desquelles, et en même temps, il monte dans ladite cuve un air sec, empreint d'un gaz muriatique acidulé qui s'y mêle et se répand joint aux deux vapeurs et pénètre ainsi dans l'alcôve avec elles par les trous pratiqués dans la couche horizontale. Cet air particulier, ou gaz, qui imprime une action si puissante sur les bains que je décris, est obtenu en laissant tomber sur une plaque de fer constamment placée au contact du feu placé sous la chaudière de la machine à vapeur, une quantité de sel ordinaire, qui est torréfié et qui subit la déflagration de ce chlore suspendu dans la vapeur qui remplit l'alcôve ; l'odeur et le goût de la respiration l'indiquent assez, et il n'est pas moins certain que des traces d'iode se présentent aussi, à en juger par les taches d'un bleu brunâtre sur les serviettes employées par les baigneurs, quand la moindre parcelle d'amidon se trouve dans le linge.

Il est presque inutile d'ajouter, après une telle description, qu'un agent ainsi constitué ne peut être appliqué au corps humain sans produire des effets extraordinaires. En conséquence, nous trouvons l'application du bain de vapeur au chlore accompagnée des sensations physiques et de changements suivants : Une délicieuse chaleur se répand sur tout le corps, commençant par les pieds et se communiquant à toute sa surface. A mesure que la quantité de vapeur augmente, la chaleur augmente aussi sur tout le corps, on éprouve une sorte de tension aux tempes, puis une légère oppression à la poitrine, qui ne sont que des effets sympathiques simplement momentanés. Ils précèdent la disruption d'une transpiration abondante qui, lorsqu'elle se déclare, fait cesser tout malaise, et qui est suivie d'un bien-être tel qu'on ne pourrait le décrire.

Le thermomètre marque alors de 30 à 36 degrés Réaumur, ce qui égale 101 ou 113 de Fahrenheit. Ce degré de chaleur, qui serait insupportable si l'on était plongé dans l'eau, devient agréable sous l'influence de la vapeur. Je puis comparer un bain d'eau chaude à 100 degrés avec un bain de vapeur à 120 degrés. Le premier fait enfler les veines et les fait devenir saillantes ; dans le dernier, les veines ne paraissent pas être affectées. Dans notre cas, le malade peut, à son gré, faire prévaloir le degré de température, selon qu'il trouve qu'il peut ou non supporter la chaleur, et cela, en tirant le cordon qui laisse échapper la vapeur, ou en tournant le manche pour laisser entrer la vapeur, comme il a déjà été dit.

La quantité de transpiration augmente continuellement pendant les premières quinze ou vingt minutes, où généralement elle atteint son maximum, et alors il n'y a plus augmentation. Dans presque tous les cas, et ils sont nombreux, qui se sont présentés à mes observations, la transpiration est abondante, elle est égale, sinon supérieure, en quantité, à celle produite par les bains russes, ainsi que je l'ai décrit longuement dans mes voyages en Russie ; les effets salutaires résultant des deux systèmes de bains sont à peu près les mêmes. Mais il y a deux circonstances en faveur du bain de vapeur muriaté de Kissingen, que nous ne trouvons pas en employant le bain russe. D'abord, la première impression de chaleur dans le Dampfbad est accompagnée d'une moiteur à la peau, et n'est conséquemment pas aussi cuisante que lorsqu'elle est excitée par le bain russe, à moins que la vapeur d'eau douce ne soit répandue avec profusion en jetant de l'eau sur des boules de fer rouge. En second lieu, outre l'abondante exhalaison de matières transpirables obtenue dans les deux systèmes de bains, nous avons, dans le cas des bains muriatés de Kissingen, l'introduction de certains agens chimiques puissans comme remèdes qui sont absorbés, et qu'une longue expérience nous a appris à reconnaître comme produisant les effets les plus salutaires.

Que les élémens qui composent la vapeur appliquée à la surface du corps y soient présens, et plus d'un malade a eu l'occasion de le vérifier en goûtant les grosses perles liquides déposées sur leur corps, il n'est pas probable que ces élémens y étant déposés n'y soient pas absorbés. Que, avec cette transpiration, il s'échappe quelque chose qui ne soit pas en accord avec l'état normal d'une personne en bonne santé, c'est parfaitement corroboré par l'odeur particulière exhalée sur toute la surface du corps et surtout dans la région du foie. Ce n'est pas ici le cas d'entrer dans une recherche physiologique sur ce phénomène ; il me suffira d'indiquer le fait. Tout médecin saura l'apprécier. Et les médecins ne resteront pas en arrière dans cette croyance que le bain tel que je le décris ici peut expulser toute obstruction produite par le froid dans les glandes transpiratoires et huileuses de la peau ; que, par ce bain, toutes les excrétions et sécrétions sont rendues plus actives, et que son action vivifiante fait jouer tous vaisseaux absorbants internes ou externes.

Il pourrait ne pas être inutile de jeter un coup d'œil sur ce dont les hydrothérapistes se vantent si fort. (Citons le plus ardent d'entre eux, le docteur Smethurst, comme leur guide.) Dans leurs succès si hautement proclamés du *muschlag*, ou bandage mouillé.

« Le bandage calmant, dit-il, est un morceau de toile doublé plusieurs fois et bien saturé d'eau. On applique ceci à la partie affectée, ou sur tout le corps, puis on le recouvre d'un autre linge sec pour en exclure l'air atmosphérique. La moiteur contenue dans le linge est bientôt transformée en vapeur; la partie affectée, conséquemment, peut être considérée comme se trouvant dans un bain de vapeur. »

Oui, mais quel est le volume de la vapeur entourant le corps et qui est ainsi obtenue? Le dixième d'un pouce d'épaisseur; tandis que nous en avons dans ce Dampfbad cent pieds cubes.

Il est observé plus loin par le même auteur qu'aucun vésicatoire ne peut mieux extraire les humeurs viciées que ces bandages stimulans employés avec persévérance, et que lorsque les compresses sont lavées, l'eau manifeste de la décharge d'humeur qui a eu lieu par la peau, par la forte décoloration, et en bien des cas par les odeurs les plus nauséandondes, les compresses tombant en pourriture par ces excrétions âcres et visqueuses. (*Hydrothérapie*, 2e édition, p. 145-6.) Il devient donc évident que, pendant l'opération du *muschlag*, le patient est enveloppé complétement de matières animales putrides et irritantes. Il n'est pas étonnant alors que presque tous leurs malades, après un mois ou deux de traitement maladroit, et sans les connaissances spéciales de leur profession, se plaignent de toute espèce d'éruption à la peau, surtout des clous qu'ils sont induits à croire, selon les partisans de Priessnitz, être des manifestations critiques et salutaires.

Il est urgent, dans certains cas de maladie, de donner des douches d'eau froide ou de laisser tomber une espèce de pluie sur certaines parties du corps, sur la tête par exemple, ou le dos, ou encore sur le côté droit, sous les côtes, dans le but de produire une réaction. A cet effet, il a été imaginé de suspendre un appareil au centre de l'alcôve que le malade dirige à son gré. Je n'ai jamais permis qu'une telle aspersion fût faite à l'eau froide sur la poitrine, l'estomac, ni sur la surface de l'abdomen.

Après un quart-d'heure de durée, qui est le maximum de la transpiration, le malade ouvre la porte vitrée de l'alcôve, sort, et la referme immédiatement après, ayant soin de baisser les deux trappes, celle qui reçoit et celle qui rejette la vapeur. Il se place alors entre deux couvertures sur le canapé, et s'il est sujet au sang à la tête, il se l'enveloppe d'une serviette simple ou d'un mouchoir de poche imbibé d'eau froide. Dans cette position, il peut rester le temps prescrit par le médecin, ou jusqu'à ce que la transpiration cesse graduellement, quand cela est jugé préférable. Il n'a alors qu'à s'essuyer avec des serviettes de bains (que je recommande aux malades de se procurer), et, s'étant habillé, de rentrer chez lui à pied si cela se peut, ou dans une chaise à porteur.

Tel est le célèbre Dampfbad, ou bain de vapeur muriaté, tel qu'il est administré à Kissingen ; l'on peut ajouter unique et sans rival en Allemagne, car les bains renommés d'Ischel, en Autriche, n'y approchent pas sous le rapport des arrangemens ingénieux ni pour l'application.

Comme je n'ai dans cet ouvrage l'intention de traiter la médecine ni en théorie ni en pratique, mais simplement de décrire certains moyens puissants pour aider la médecine à guérir les maladies chroniques surtout, je n'aurai qu'à marquer légèrement l'action physiologique et ses effets pendant l'opération du Dampfbad. Les plus remarquables sont les changements qui ont lieu dans le poids du corps, et aussi l'assimilation des ingrédients suspendus dans la vapeur avec certaines autres substances dans le sang. Ceci a lieu par l'absorption et par la pénétration, de telle sorte que pendant qu'un changement est opéré, d'un caractère salutaire, sur les fluides par ces assimilations et ces additions, il y a une opération simultanée dans la séparation des matières impures de ces

fluides par la transpiration, car il n'existe aucun doute
que les deux opérations de transpiration et d'absorption se
fassent ensemble pendant le traitement. L'expulsion des
matières impures devient bientôt manifeste en séchant la
peau après une immersion d'une demi-heure dans la vapeur ; elle devient parfaitement propre par l'abondance
seule de la transpiration ; mais on observe néanmoins
des symptômes qui prouvent, hors de doute, la présence
de matières corrompues, et qui s'élèvent à un pour cent
de toute la transpiration ; cela a été estimé dans plusieurs
cas qui m'étaient particuliers, en se montant à vingt ou
trente onces. Il y a raison de croire que, pendant l'opération du bain de vapeur, une certaine proportion de gaz
carbonique est expulsé des veines superficielles, facilitant
ainsi le flux du sang artériel, et, par suite, les fonctions
respiratoires des poumons, avantage qui ne peut être
trop apprécié. On peut prouver qu'il y a un échappement de fuide aériforme des émonctoires de la peau,
car, dans le bain chaud, si vous pressez les parties mus-
culeuses ou grasses du corps, telles que les bras ou la
poitrine, vous verrez sur la surface de l'eau, naguère
tranquille, poindre des petits globules d'air qui disparais-
sent aussitôt. Ce procédé peut-être continué un certain
temps seulement. Selon un physiologiste italien éminent,
cet air est en partie de l'azote et en partie de l'acide carbonique.

Le résultat pratique de tout ceci est que nous remar-
quons bientôt en nous une souplesse dans les muscles,
dans les téguments et dans les tendons ; que les membres raidis deviennent faciles d'articulation, et que tout
le malaise occasionné par les dépôts de goutte ou de
vieux rhumatismes sont insensiblement rendus à leur
condition naturelle par l'imbibition des vapeurs mixtion-
nées.

Mais j'ai remarqué d'autres effets curatifs de cet agent qui n'en sont ni moins curieux ni moins satisfaisants. L'un, c'est le soulagement de l'irritation dans les membranes muqueuses de la gorge et des bronches, de là son application heureuse dans les cas de maladies chroniques du larynx, des bronches, des toux spasmodiques et des extinctions de voix. Un autre effet, c'est le changement en mieux qui s'est opéré dans les conditions de la peau malade, surtout dans l'*acné*, le *psoriasis* et l'*eczema*, et bien d'autres éruptions cutanées et écailleuses. Le troisième effet est celui de donner au foie, qui était auparavant paresseux et lent, nonobstant l'influence de la médecine ordinaire, une énergie que je ne puis comparer qu'à celle produite par l'immersion consécutive des pieds et des jambes pendant cinq ou six jours dans une forte dissolution d'acide nitromuriatique dans de l'eau chaude, à une époque si souvent employée sous la recommandation du docteur Scott, et maintenant si capricieusement jetée de côté. Dans le cas d'un homme d'un certain âge, qui avait eu plusieurs attaques de jaunisse, à cause de l'endurcissement du foie et l'épaississement des sécrétions biliaires, lesquelles attaques avaient été traitées au mercure sous toutes les formes, et finalement par l'eau de Carlsbad, dont il suivit deux traitements sous ma recommandation, sans autre bienfait qu'un soulagement temporaire,-- l'usage du Dampfbad muriaté de Kissingen, répété pendant deux saisons, rendit le malade à son état normal. Une dame d'une quarantaine d'années, non mariée, grande, active, et pleine de santé, était souvent prise de diarrhée irritante qui la tenait jusqu'à dix jours de suite, et sans cause apparente, puis cessait graduellement pour reparaître peut-être huit ou dix semaines après. Pendant ces indispositions, le traitement ordinaire produisait son effet salutaire ; cependant la disposition au renouvellement du mal ne pouvait être anéantie. En examinant la région du foie, j'aperçus un développement considérable dans cette région qui était sensible au toucher, surtout dans la section du duodénum. Cette dame avait bu l'eau du Ragozi pendant la saison, dans l'espoir d'améliorer ses fonctions digestives, et avait éprouvé du soulagement jusqu'à un certain point ; mais la tendance à la diarrhée persistait toujours. Je recommandai le Dampfbad muriaté avec l'addition d'une douche à filet d'eau douce pendant trois minutes immédiatement sur la région du foie. Elle prit quinze de ces bains à jours alternés, et elle a toujours continué à être à l'abri des irritations intestinales. Quelque extraordinaire que puissent paraître à la première inspection ces résultats, ils sont néanmoins en parfait accord avec ce que les physiologistes pouvaient attendre des influences physico-chimiques de la vapeur muriatée exercée sur une large surface du corps humain, mesurant seize pieds carrés dans une personne ordinaire, et exposant à ces nfluences non moins de sept millions de glandes transpiratoires, avec un égal nombre d'orifices absorbans, qui servent en grande partie à recouvrir notre corps de ce tissu extraordinaire, avec des propriétés calculées à exercer une action si importante sur l'économie animale.

Le jeu d'un tel appareil hydraulique, quand il est soumis à l'influence d'une température élevée et de substances gazeuses, doit être considérable. En effet, je trouve que par la nouvelle *cure à l'eau minérale des bains d'Allemagne*, nous obtenons des résultats que le traitement hydraulique ou à l'eau froide ne peut atteindre. Qui oserait s'attendre, par exemple, à un résultat favorable dans le cas de paralysie des membres (dépendant d'une affection de l'épine dorsale ou de quelques nerfs cérébraux soudainement privés de leur action), en plongeant le malade dans l'eau froide ou dans des draps mouillés ? Mais exposé à l'action vivifiante du Dampfbad muriaté, on pourrait d'avance s'attendre à un résultat, et le résultat de mes expériences dans de tels cas a été en accord avec ce que nous devions en attendre. Je ne ferai allusion ici qu'à un seul cas remarquable, celui d'un officier distingué dans l'armée des Indes, qui vint à Kissingen il y a trois ans, paralysé presque complétement du côté gauche, par suite d'un coup de soleil reçu pendant qu'il était en activité de service. Ce n'était pas tant à cause de son état de paralysie qu'on lui avait recommandé d'aller chercher le secours des eaux minérales, que pour une continuité de dérangement dans les voies digestives, et le foie surtout, qui lui venait d'un trop long séjour sous les tropiques. Le traitement aux eaux minérales fut indiqué et principalement à l'état morbide du système. La paralysie étant considérée comme fait accompli et d'une trop longue durée pour y porter remède, on n'y fit aucune attention spéciale. Après quelque temps pourtant, ayant remarqué qu'à la suite de dix ou douze bains des eaux de Pandur à 99° de Fahrenheit, les régions paralysées paraissaient avoir acquis un surcroît de sensibilité, je proposai d'avoir recours aux Dampfbad muriaté ; à notre grande satisfaction, nous observâmes que non-seulement la sensibilité arrivait de plus en plus vite, mais encore qu'il pouvait mouvoir le bras, saisir avec la main et même faire quelques pas avec la jambe malade, à l'aide d'un bâton.

Je considère ceci comme un cas remarquable, parce que l'étude et les recherches dans la nature des causes de paralysie, comme faisant partie du sujet sur les causes et empêchements de mort subite, apoplexie, paralysie, publiée en partie par moi l'année dernière, m'ont laissé sous l'impression que de tels cas de paralysie sont rarement remédiables. Il est évident que dans le cas sus-énoncé, le nerf n'était mort qu'en apparence, la vitalité n'était suspendue que par des causes que l'action du Dampfbad muriaté a su conjurer.

Je ne puis ajouter une plus grande preuve de l'efficacité de ce bain dans le cas où il est employé pour nettoyer le système de ces matières corrompues et viciées, qu'en recommandant à son action vivifiante tous les cas que l'on pourrait nommer *hypermercurialisés* ou surchargés de mercure. Heureusement pour l'humanité, un changement a eu lieu dans la manière de traiter les maladies au mercure ; et les cas de traitements excessifs au mercure ne sont plus si ordinaires qu'il y a quarante, trente et même vingt ans. Cependant, on en rencontre encore quelques-uns, et nous en avons quelques cas à Kissingen. Je ne veux pas décrire dans quel état sont les nerfs du malheureux qui a été traité au mercure et dont les pores en quelque sorte en sont surchargés. Je n'ai besoin de dire à mes lecteurs que la connaisssnce d'un fait : que je considère l'influence du Dampfbad muriaté comme supérieur et presque spécifique dans de tels cas, cela avec le Maxbrunnen, cette eau délicieuse comme breuvage.

Je parlerai seulement d'un autre topique combiné avec ce bain particulier; savoir : son effet sur l'obésité et sur l'embonpoint excessif. Ce n'est qu'un petit triomphe, penseront mes lecteurs, que cette réduction de graisse. C'est une erreur pourtant, si je dois en juger par les expressions de désespoir, de vexation et même de souffrance véritable qui sont sans cesse évoqués par les individus qui ont le malheur de peser cent quarante kilogrammes au lieu de soixante-dix. Je me souviens qu'un membre du parlement vint à Kissingen, il y a quelques années, furieux qu'aucun marchand de chevaux ne voulût lui confier de cheval à moins qu'il ne fût dans le genre de celui monté par le commandeur dans Don Juan, de sorte qu'il fut réduit soit à monter dans une voiture, soit à marcher, ce qui l'essoufflait et lui donnait des oppressions, palpitations, etc. Sous tout autre rapport, il se portait bien, excepté dans la région des rognons qui n'étaient point réguliers dans leurs fractions et pour lesquels un traitement de Maxbrunnen fut employé. Le Dampfbad muriaté fut aussi prescrit à 35°, et au bout de six semaines, il eut la satisfaction de trouver que Anderson, de Piccadilly, ne trouvait aucune objection à lui confier le plus précieux de ses chevaux de course.

VI.

LE WELLENBAD,

OU BAIN FROID EFFERVESCENT, ET SES EFFETS EXTRAORDI-
NAIRES COMME STIMULANT DES NERFS ET DE L'ÉNERGIE
MUSCULAIRE.

Le Wellenbad diffère dans sa nature, son caractère, sa composition, son action, et dans son mode d'application, de celui décrit dans la section précédente. On peut trouver, sous le même toit, le *Soolen Sprudel Bau*, dans les salles de bains organisées avec un luxe jusqu'à présent inconnu. L'absence d'organisation commode, aussi bien que des applications que l'on y emploie maintenant, privait cet agent médicinal de la moitié de son efficacité. Chaque sexe a ses cabinets de Wellenbad séparés, ceux des dames sur la droite, ceux des messieurs sur la gauche de l'établissement et au rez-de-chaussée. La même source approvisionne ces bains, qui forme la base aussi du Dampfbad, savoir le Soolen : et, en vérité, nous pourrions comparer le Wellenbad à une représentation en petit de cette source bouillonnante qui, lorsqu'elle est dans toute sa force, jette une colonne d'eau qui va en écumant frapper les parois du puits, sa surface étant toujours en commotion.

Tel est le Wellenbad quand on est prêt à le prendre. Dans une salle de bains large et élevée, est creusé un carré ou ovale doublé en bois formant citerne ou bain, dans lequel l'eau du Soolen-Sprudel est amenée par des conduits. Ce réservoir ou bain est de dix pieds de long au moins et à peu près de cinq de large, avec une profondeur de près de quatre pieds. Quand on est sur le point de prendre le bain, une certaine quantité d'eau du Soolen est admise de la grande source (tandis que le phénomène du bouillonnement a lieu dans le réservoir même) de la manière suivante :

Par le moyen de deux tuyaux en fer aspirants joints à de nouvelles machines hydrauliques, établies depuis ma dernière publication, en 1836, l'eau du Soolen, de sa source bouillonnante, est conduite à une tour à cinquante-sept pieds de hauteur, par des pompes aspirantes horizontales en fer battu de quatre pouces d'épaisseur et d'une force de neuf chevaux. Tombant de cette hauteur par une ouverture qui lui est appropriée, quand on désire un supplément, l'eau du Soolen est jetée sous terre, jusque sous le lit creusé du Wellenbad, où, par une ouverture circulaire dans le centre du fond, il entre avec une telle force dans ledit lit ou bain, que la colonne d'eau d'un pouce et demi d'épaisseur est jetée jusqu'au plafond de la salle. On peut augmenter ou diminuer sa force à volonté, et par ce moyen le bain peut être rempli jusqu'au bord et jusqu'au niveau même du tuyau de réserve dans quelques minutes. Quand le bain est plein et que cette colonne d'eau joue, toute la masse d'eau devient agitée comme les vagues de la mer, écumant et se débattant sous deux pressions contraires. De là le nom de Welle ou vague. Mais ce n'est pas tout, avec cette eau arrive le gaz qui accompagne le Soolen quand il vient immédiatement de la source. Ceci est du gaz acide carbonique, déjà indiqué, et sa présence tend à augmenter ce trait singulier des ébullitions à la surface, qui complète la ressemblance en petit, entre le Wellenbad et le phénomène plus grand de la source du Sprudel. Ce gaz se ferait reconnaître au baigneur par son odeur et son effet sur la respiration, s'il approchait la figure trop près de l'eau bouillonnante, ou s'il y plongeait la tête, chose qui ne doit jamais se faire. Sa présence néanmoins est ce qui donne à ce bain son caractère particulier et cette puissance d'action si extraordinaire ou tout au moins qui l'aide d'une manière si efficace.

La quantité de gaz carbonique qui s'introduit dans le bain avec l'eau de la source n'est jamais deux fois pareille ; quelquefois la quantité est si prodigieuse, qu'elle en remplit la salle, et d'autres fois, la quantité est tellement faible, que par son poids supérieur à l'air atmosphérique ce gaz reste sur la surface de l'eau du bain. Dans ce bain ainsi préparé, — dans ce bain houleux d'eau de mer, renfermant tous les ingrédiens de l'eau salée, plus du fer et du gaz acide carbonique,—le malade descend vite, quand il est bien conseillé, deux ou trois marches jusqu'au fond du bain. Là, il se courbe, ayant sa tête hors de l'eau, au-dessus de la vague agitée et écumante. Deux ou trois minutes suffisent pour cette immersion, pendant lesquelles les membres doivent être tenus en mouvement. Je recommande généralement de verser la main pleine d'eau sur la tête ; mais les dames qui n'aiment pas se mouiller les cheveux peuvent s'appliquer un peu d'eau sur le front et derrière les oreilles.

A la première immersion, on éprouve une sensation de froid, mais si subit, que beaucoup de personnes n'ont pas pu discerner si l'eau était froide ou non, tant est rapide la réaction. Ces courtes immersions dans cette eau effervescente, avant l'établissement du Sprudel-Bau par le gouvernement bavarois, étaient données aux malades d'une manière assez grossière, dans un petit cabi-

net, ayant à peine une chaise pour s'asseoir, pas de ta-
pis, un parquet toujours mouillé, le tout mal organisé.
A présent, tout est changé, et aucun malade n'a eu occasion de se plaindre depuis.

La première remarque que me font mes malades après
le bain, est : « A quel bain délicieux vous m'avez envoyé!
je n'ai jamais éprouvé de sensation pareille dans un bain.
La chaleur et la vigueur que j'éprouvai en revenant à
pied chez moi était un véritable plaisir ; je me crus plus
jeune, et j'oubliai mes anciennes douleurs. » Le sentiment, sinon le langage dans ces occasions, est universellement le même.

J'ai eu occasion de remarquer les effets physiologiques
immédiats sur le corps humain, après l'application de ce
bain. Quand les malades approchent du terme de leur
guérison, je leur ai généralement vu prendre des bains
tous les jours, ou les jours alternés, pourvu que le temps
fut sec et chaud, et jamais quand le temps était pluvieux
ou qu'il régnait de l'humidité dans l'air. Je leur ai recommandé de prendre une demi-douzaine d'immersions
soudaines (de la manière décrite) dans cette eau écumante et effervescente pendant l'échappement du gaz,
et j'ai observé :

1° Que la surface du corps qui pendant l'immersion éprouvait une espèce de frisson, devenait rose en
sortant du bain, et avait la température de 100° Fahrenheit ; — 2° que le pouls, qui était modéré ou même faible, devenait puissant, mais égal ; — 3° que l'on
pouvait faire la même observation quant au mouvement
du cœur qui devenait plus fort et plus distinct ; — 4° que
la transpiration était plus naturelle, surtout après quelques minutes de conversation dans le Saal ; — Finalement, que l'apparence extérieure de l'individu, sa dé-
marche libre, son œil vif, sa conversation animée, l'ex-

3*

pression de satisfaction empreinte sur sa physionomie ; — tout, enfin, paraissait proclamer qu'un changement délicieux avait eu lieu dans tout son être physique.

Mais un changement s'opère-t-il véritablement ? ou est-ce seulement une émanation fugitive de bien être résultant toujours d'une immersion soudaine dans une eau à une température au-dessous de celle du corps par trente-cinq degrés ? Je réponds sans hésiter que « oui. » Un changement marqué, grand, permanent, s'opère dans le tempérament du malade qui a employé le Wellenbad avec intelligence. Ce changement n'est pas seulement observé dans le système musculaire, mais aussi dans le système nerveux ; et non pas pour quelques minutes seulement, comme cela arrive dans le bain froid ordinaire, mais pendant toute la journée et le jour suivant. Conséquemment, la répétition du bain pendant huit ou dix jours alternatifs et à la fin d'un régime suivi des eaux du Ragozi et du Pandur ne manque jamais d'accumuler sa force d'action sur la constitution générale du malade. L'établissement, comme il a déjà été dit, est à environ un mille de la ville. Les malades qui n'ont pu auparavant faire plus que de se promener le long de la promenade pendant qu'ils buvaient la quantité d'eau minérale prescrite, et cela pendant trois semaines, ont, après le second, et même le premier Wellenbad, pu marcher des sources jusqu'à Kissingen, et depuis ce temps ont acquis la force de marcher à de plus grandes distances, non seulement sans la moindre gêne, mais encore avec plaisir. Les exemples qui me viennent à la mémoire sont nombreux ; il y en a de vraiment miraculeux.

Une jeune fille qui vint à Kissingen avec sa famille, il y a quelques années, pâle, chagrine, les chairs pendantes, son appétit tellement nul que pendant plusieurs jours de suite je l'ai vu dîner avec un morceau de gâteau de Savoie qu'elle émiettait, et tellement opposée à tout genre d'exercice qu'elle se servait d'une chaise à porteur pour aller de sa maison à la table d'hôte, fut persuadée par moi d'aller en voiture jusqu'au Wellenbad. Le père et la mère l'accompagnèrent pour être témoin du résultat. Incertaine pendant un moment, elle se décida à s'y plonger et y resta trois minutes. Puis elle s'habilla vivement, et, pendant que la femme de chambre était occupée à ramasser les serviettes et le linge, elle s'était échappée, avait quitté l'établissement, avait traversé un pont donnant sur la rivière vis-à-vis, puis, traversant une prairie, avait monté une colline boisée d'où elle répondait d'une voix élevée à ses amis étonnés, qui de l'autre côté ne cessaient de l'appeler par son nom. Ce pouvait être une fantaisie, mais elle dénotait évidemment de l'énergie que le Wellenbad lui avait communiquée, énergie musculaire dont elle était certainement incapable auparavant. Plusieurs immersions successives complétèrent la guérison.

Relativement à la vigueur des nerfs, rendus à leur énergie primitive par ce bain remarquable, je ne demeurerai pas sur un seul exemple de son influence. Ce fut celui d'une dame mariée, mère de sept enfans, quoiqu'à peine âgée de trente-cinq ans. Elle arriva à Kissingen comme un véritable cadavre, tellement elle était pâle et livide. Son pouls était presque imperceptible, sa chair, le peu qu'elle en avait, était tombante et d'un froid sépulcral, elle pouvait à peine se mouvoir. Enfin, je n'ai jamais été témoin d'un épuisement plus complet, résultat de plusieurs accouchemens et fausses couches. Il va sans dire qu'elle ne pouvait marcher que de sa chambre à son boudoir, qui se suivaient ; elle ne pouvait faire que cela, encore fallait-il qu'elle fût appuyée sur le bras de son mari ou de sa femme de chambre. Mais le trait le plus pénible était l'énervement complet de la malade. Elle était incapable du moindre effort d'esprit ; la réflexion pour mettre deux mots ensemble était un acte pénible qu'elle était obligée de recommencer plusieurs fois. Le présent était vide pour elle, l'avenir tout sombre. Elle pleurait souvent quand on lui parlait, surtout si on lui parlait sur un ton de sympathie.

La prostration du système nerveux semblait complète. Ce cas présenta bien d'autres difficultés que je ne détaillerai pas ici, mais il fallut y pourvoir. Nous restaurâmes donc l'estomac et les fonctions abdominales, en employant avec précaution le Ragozi ; nous tâchâmes d'amener graduellement un changement dans son extérieur et dans le tissu nerveux par l'usage du bain du Pandur à 99°, qui, dès le commencement comme d'habitude, calma la malade et devint une source de bien-être, — surtout quand il fut suivi de cette chaleur calme et douce que le Pandur à cette température ne manque jamais de produire si l'on fait coucher le malade une demi heure ayant soin de le tenir éveillé. Au bout de quelques temps, un changement favorable sous tous les rapports se fit remarquer même jusqu'à la marche, ce qui fut publiquement remarqué dans les promenades publiques où s'assemblent tous les malades pour venir boire les eaux. Cependant, on ne pouvait lui arracher une parole de plus qu'il n'était absolument nécessaire. Son apathie continua à être la même ; les soupirs étaient aussi fréquens ; rien ne pouvait arrêter ces larmes qui tombaient sur ses joues en tournant son regard éploré vers la personne qui lui adressait la parole.

Sous l'influence d'une dégradation de nerfs si manifeste, je me décidai à chercher l'aide du Wellenbad. Le temps était beau et chaud. Le mari lui-même prenait le

Wellenbad et pouvait l'instruire de la manière de le prendre avec l'aide de sa femme de chambre. Je ne craignais rien du choc, quoique certaines personnes fussent dans l'appréhension de ses effets. L'expérience fut faite, — elle fut des plus heureuses. — Dès le premier bain, le sourire et la gaîté apparurent, ce qui nous fut confirmé par les bains qu'elle prit successivement jusqu'à dix; après quoi, nous eûmes le bonheur de voir tout le système nerveux d'une dame aimable et d'une mère de famille complètement rétabli.

Il serait inutile de multiplier les exemples. Les deux cas ici idiqués ne sont que leurs représentans, chacun dans leur genre, illustrant d'une manière frappante l'efficacité du Wellenbad ou bain effervescent et donnant une vigueur au système nerveux ou musculaire des individus qui sont privés de l'un ou de l'autre. On peut comprendre qu'avec un tel bain, un médecin hydropathe puisse se faire des prosélytes d'une manière plus légitime et avec dix fois plus de facilité qu'il en éprouve actuellement, quoiqu'il soit aidé par la crédulité toujours avide du genre humain dans les prétendues guérisons universelles.

VII.

LE WANNEN OU BAIN TRANQUILLE; LE STRAH-LENBAD, DOUCHES.

On ne doit pas supposer qu'un agent comme celui que nous venons de décrire puisse convenir à tous les cas de débilité, pas plus que ce genre de bain lui-même ne peut être appliqué à certaines indispositions qui, sous d'autres rapports, réclament l'usage externe de l'eau froide du Soolen et s'en trouvent soulagées. Tous ces différents cas, du reste, ont été prévus, car il existe dans l'une ou l'autre des ailes du Sprudel-Bau deux ou trois salles où se prennent les bains de cette dernière espèce qui, sous tous les rapports, ressemblent aux bains de mer ordinaires.

Ces bains sont ceux qu'on entend par bains tranquilles ou *Wannenbad*, ainsi appelés de *wanne*, espèce de tube en bois d'une forme d'ordinaire ovale et qu'on enfonce à quelques pieds dans la terre. Ces sortes de tubes sont destinés à recevoir de l'eau du Soolen du puits, par un tuyau latéral placé près du fond, de manière que l'impétuosité avec laquelle l'eau pénètre, donne d'abord une direction horizontale au courant qui ne tarde pas à faire prendre au bain la forme d'une courbe ovale en tournant tout autour, et à donner ainsi une impulsion circulaire à toute la masse d'eau introduite. Au moyen de cette invention, l'eau se trouve doucement et suffisamment agitée pour, en quelque sorte, vanner les exhalaisons gazeuses qui, chassées de la source, viennent avec elle.

Le malade s'étend de tout son long dans ce bain, ne gardant que la tête hors de l'eau. J'ai dit que ce genre de bain ressemblait à un bain de mer ordinaire. Cependant, la remarque n'est pas très-exacte. Il a bien été dit au chapitre IV que la composition chimique de l'eau du Soolen offrait une grande analogie avec l'eau de mer. Mais le mot analogie implique une différence, et je puis dire ici que cette différence est tout à fait en faveur de l'eau du Soolen. Un bain de cette dernière doit être considéré comme supérieur à un bain de mer ordinaire, en tant qu'il s'y trouve, en outre des ingrédients communs à ces deux eaux, du fer, de la manganèse, de l'oxyde d'aluminium, du sel de Glauber, du bromate de magnesium, de la sodite de soude, du carbonate de magnésie et de l'acide carbonique dégagé qui, d'après les analyses de Marcet, de Gay-Lussac, de Laurens et de Schweizer, ne se présentent pas dans l'eau de mer.

Ce bain doit se prendre à la température naturelle de l'eau, c'est-à-dire à 67 degrés Fareinheit, ainsi que je l'indique dans mes ouvrages précédents. L'eau du Soolen comme bain tranquille se prend aussi fréquemment à une température beaucoup plus élevée, comme de 96 à 98 et même 100 degrés Fahrenheit; mais cela ne peut s'obtenir que dans les différents établissements de bains de la ville.

Ce fut principalement dans le but d'approvisionner d'eau les établissements particuliers qu'on a construits près de la ville un nouveau et grand réservoir dans lequel on fait venir, par des conduits souterrains, l'eau du Soolen du haut de la tour dont il a été question dans le dernier chapitre, et où elle est lancée soit par la pression de la machine à vapeur de laquelle j'ai déjà parlé dans ma description du Wellenbad, soit (lorsque le Soolen est assez haut pour cela) par la force d'une roue à eau établie par l'inspecteur Knorr, et dont la construction en cuivre et en fer moulu, ainsi que les digues, les ouvrages de maçonnerie, les portes et les cours d'eau qui y correspondent sont de véritables modèles de perfection en ce genre.

Les bains du Wannen, par la simple addition d'un jet d'eau particulier, peuvent être métamorphosés en un autre genre de bains qu'on appelle Strahlenbad, qui provient de la manière dont l'eau est introduite dans ce bassin. A l'extrémité supérieure du bain du Wannen (et le même arrangement a lieu pour le Wellenbad) se trouve un robinet au niveau le plus élevé. A ce robinet, se trouve vissé, ou plutôt fixé par celle de ses extrémités la plus effilée, un siphon qui a la figure du segment d'un cercle et environ 5 à 6 pouces de diamètre. En tournant le robinet, l'eau se précipite entre la place supérieure et celle inférieure de cette espèce de siphon et en ressort sous la forme d'une mince et elliptique nappe d'eau qui prend une direction oblique comme les rayons du soleil levant. De là, vient le nom de « Strahlen-rays » (rayons du Strahlen).

L'usage de cette invention a pour objet principal d'administrer une douche d'une espèce particulière sur le dos, en cas de grande faiblesse dans les reins, de lombago, d'affections néphrétiques et de l'amoindrissement du pouvoir locomotif des extrémités inférieures.

Sous ce rapport, on ne peut considérer le Strahlendab que comme un autre mode de bains de douches, à l'usage desquels il existait encore toutes les commodités possibles dans l'une ou l'autre des ailes de cet unique bâtiment du Sprudel–Bau. La citerne dans laquelle l'eau du bain de douche est admise et où le malade se tient debout ou assis, est grande et profonde. Le courant de l'eau du Soolen, ainsi que cela a lieu pour les bains de douches ordinaires, mais seulement avec une plus grande célérité, s'obtient en tirant une corde, ce qui en admet l'entrée, soit par saccades, soit d'une manière continue et avec beaucoup de force. Tout est arrangé de manière à pouvoir changer l'extrémité du tuyau suspendu au–dessus de la tête et afin de diriger la douche sur toutes les parties du corps et avec tous les degrés de force voulue, soit en une colonne d'eau de 2 pouces d'épaisseur, soit en un pluie extrêmement fine.

A l'exception de cette dernière forme de douches et peut-être aussi d'une ou deux autres dans lequelles le courant continu n'est guère plus gros que le tuyau d'une plume ordinaire ou que la moitié de cette épaisseur, je ne recommanderai pas l'usage de douches chaudes ou froides sur aucune des parties nues du corps, surtout sur celles qui protègent d'une manière immé iate, à l'intérieur, des organes importans. J'ai vu beaucoup de mal résulter de ces imprudentes applications, et plus est grand le courant pire est le mal qu'il engendre. Ma méthode, à moi, est de visser au tube principal un tuyau de prolongement en gutta-percha, de fixer à l'extrémité de cette prolongation un siphon final selon que l'exige le cas à traiter, puis d'enfoncer ce tuyau dans l'eau du bain du Wannen où se trouve le malade, de manière à pouvoir faire l'application du courant sur la partie malade du corps, tout en rapprochant plus ou moins le tuyau de prolongement en question : de cette manière, il ne peut y avoir aucun danger, et je suis intimément convaincu que la douche ainsi administrée est tout aussi efficace. On ne devrait jamais faire usage d'autres douches sur la tête que de celles sous la forme d'une pluie fine continue d'une minute de durée seulement. Tous ces différens modes de bains froids sont très-recherchés à Kissingen, et, au fort de la saison, il devient indispensable d'inscrire son nom d'avance sur une ardoise *ad hoc*, suspendue en dehors de chaque salle de bain, afin d'assurer son tour par ordre successif. Ces bains étant établis par le gouvernement, il est inutile de dire qu'ils sont à bon marché et en raison d'un tarif fixe.

Ce n'est pas ici le lieu d'examiner l'usage et l'efficacité des bains froids doués de vertus analogues, et même sous bien des rapports, supérieures à celles des bains de mer. Quant à ceux-ci, c'est un sujet qui a été habilement traité et même presque épuisé dans les deux ouvrages récemment sortis de la plume du docteur Henry Noppe, d'Ostende, et je suis heureux de saisir cettte occasion de lui exprimer la satisfaction que j'ai éprouvée en les lisant, surtout celui intitulé : *De l'utilité des bains de mer contre les maladies des organes de la vie sexuelle chez les femmes*, etc. Il existe cependant un cas où la présence de ces agents additionnels dans l'eau du Soolen exige absolument, du médecin pratique, un plus grand degré de prudence, d'attention et de perspicacité.

Les bains de mer, ainsi que ceux du Wannen et du Strahlen de Kissingen, se recommandent plus particulièrement dans les cas de désordres de la constitution chez les femmes. Pour les pertes abondantes périodiques, ou pour celles habituellement morbides chez les femmes mariées ou non mariées ; pour les tendances naturelles à l'avortement provenant de pure débilité des organes sexuels internes ; pour les déplacements de matrice ou de toute autre maladie dont celle-ci peut être affectée par suite de faiblesse ou de relachement des nerfs, j'insiste fortement sur l'usage de ces bains de Sitz. Toutefois, ils demandent une certaine préparation et à être pris à des moments opportuns de la journée ; ils exigen t également que'ques mesures de précautions propres à écarter tout danger et qu'il est nécessaire de connaître. Bien que ces bains se prennent à une température à peine suffisante pour produire l'absorption, il n'existe cependant pas le plus petit doute que l'imbibition à travers les pores de la peau n'y ait lieu ; du reste le transfert des principes actifs à l'égard du tissu intérieur du corps devient d'autant plus distinctement manifeste qu'il ne suffit que d'un peu d'attention pour en observer les effets. Personne ne conteste l'absorption du fluide telle qu'elle a lieu, soit dans des bains chauds, soit dans des bains froids, car bien des philosophes et bien des praticiens en médecine ont fait des expériences qui prouvent ce fait. Falconet, qui était médecin du duc de Savoie et le restaurateur des bains d'Aix, en Savoie, prouva par des expériences claires et réitérées qu'il y avait 48 onces du fluide imbibé à travers la peau après quelques heures d'immersion dans cet e eau sulfurée à 98 degrés Fahrenheit. Les expériences de Fordyce et de Blagdens sur les bains chauds attestent également la réalité de l'absorption des fluides. De semblables preuves ont été également publiées à l'égard de l'absorption qui a lieu dans les bains froids, bien qu'elle ne s'y fasse pas d'une manière aussi rapide ni en aussi grande quantité. Mais ce qui est vrai, à l'égard de tout ce liquide composé, j'affirme que cela ne l'est pas moins à propos de quelques-uns des principes qui le constituent. Les pores absorbants de la peau semblent, sous ce rapport, être doués d'une faculté privilégiée qui peut être ou ne pas être le résultat de la nécessité existan'e d'un remède particulier que réclame la constitution du malade. Pour ma part je n'ai aucune raison de douter de son existence, car je me suis trouvé à même de tracer le fait lui-même de l'imbibition par d'autres faits qui se divulgent dans les sécrétions comme dans les excrétions.

On ne peut sûrement pas s'attendre à ce que , dans cette courte description, qui n'est, après tout, qu'un manuel abrégé des nombreux correctifs et des usages naturels rassemblés sous un seul édifice public, je veuille faire l'énumération de la longue liste de tous les cas propres à illustrer toutes les propositions émises. Mais je puis néanmoins en présenter ici d'eux d'entre eux pouvant servir de types aux autres.

Le premier est celui d'une jeune fille d'une nature assez développée et précoce, qui eut ses règles de bonne heure et qu'elle continua d'avoir régulièrement à partir de la première période. Elle était dans sa vingt-deuxième année, lorsqu'elle fut confiée à mes soins, à Kissingen. Depuis les deux dernières années, la régularité périodique chez elle était complétement dérangée. La fréquence du retour de ses règles était devenue une source de malaise continuel, et leur surabondance une cause d'inquiétude pour elle et pour sa famille. Quelquefois, elles avaient le caractère d'une hémorrhagie, qui la jetait pendant plusieurs jours dans une condition déplorable. L'effet de pertes aussi désordonnées ne tarda pas à se montrer par l'appauvrissement des chairs déjà devenues flasques. Les couleurs avaient fui ses joues et ses lèvres. Une nuance verdâtre les avait remplacées et donnait à sa figure l'aspect de ce qui caractérise la qualification de chlorose. De ce bourleversement dans toute sa constitution survinrent le manque d'appétit, les maux de tête sans fin, les insomnies, les agitations nerveuses, et enfin tout ce qui amène, degré par degré, un dépérissement assez sensible pour alarmer ceux qui en sont témoins. Cette circonstance n'offrit rien de plus remarquable à observer que ce que l'on voit dans beaucoup d'autres cas de la même catégorie et que j'ai eu occasion d'étudier et d'approfondir pendant tout le temps de ma première et longue pratique de médecin accoucheur. Presque tous les cas de cette nature se ressemblent. Soit que cette étrange perte de sang vienne de poly-ménorrhée ou de fausses couches répétées, qui ont lieu à des périodes rapprochées, elle est ordinairement suivie, sinon par tous, du moins par la plupart des symptômes ci-dessus mentionnés. Lorsque, dans de tels exemples, l'occasion se présente de faire usage du traitement du Wannen ou du Strahlenbad, je n'hésite jamais à le recommander, et, dans le cas dont il est question en ce moment, le succès du résultat, à l'expiration de la saison du traitement, prouva en faveur de l'à-propos de ma prescription. Bien plus, en cas d'avortement réitéré, je conseille l'usage d'injections internes de cette eau, dans le même moment que la malade s'y baigne.

Pour ce qui est de la tendance morbide dans la constitution chez quelques jeunes femmes mariées dont j'ai parlé plus haut, j'ai eu, il y a quelques années, occasion de traiter à Kissingen un cas de ce genre qui avait résisté à toutes les eaux ferrugineuses, à toutes les précautions possibles pour que la personne ne les prît que chez elle ou aux sources, à tous les correctifs auxquels on eut recours, et même à la positition constamment couchée de la malade. La jeune femme n'avait avorté rien moins que cinq fois dans les trois années qui suivirent son mariage et chaque fois avec une perte de sang toujours plus grande. N'ayant jamais vu l'ovaire avorté, je ne pus décider si ces différents accidents furent dus ou non à une conception maladive (point essentiel sur lequel il est nécessaire de porter attention, et que j'ai illustré par des ébauches coloriées de conceptions morbides dans mon volume in-4°, intitulé : « *Plates on Abortion and the De-*

velopment of the Human Ovum » (Planches sur l'Avortement et le Développement de l'Ovaire humain). En l'absence d'une telle évidence, je n'attribuai pas moins la cause de ces accidents réitérés à une simple faiblesse des organes internes qui avait nécessairement dû augmenter à chaque nouvelle fausse couche, et connaissant les propriétés et l'action puissante du Strahlenbad sur une telle débilité de la constitution et à l'aide d'un courant de l'eau du Ragozi, je n'éprouvai aucune difficulté à faire subir une épreuve en règle de ce genre de bain. La naissance d'un enfant bien portant venu à terme dans le cours de l'année qui suivit celle du traitement, ainsi que j'en fus informé plus tard par le mari lui-même, plus celles de trois autres enfants qui eut lieu dans les quatre années qui se succédèrent, justifièrent complètement la manière dont l'indisposition de la jeune femme avait été jugée, ainsi que la vertu du bain froid du Soolen-Sprudel.

Parmi les différens titres qui forment le texte de ce chapitre se trouve celui d'Aspirations sèches et humides; c'est un autre genre d'opération corrective qui se trouve encore habilement mise en usage dans ce véritable temple hygiénique du Soolen-Sprudel-Bau. Dans un livre précédent sur les ressources de Kissingen, livre auquel j'en réfère souvent, je me suis longuement étendu sur cette importante opération. Depuis, l'expérience que j'a acquise sur son efficacité, c'est-à-dire pendant neuf années consécutives, a considérablement augmenté, et comme, grâce à l'inspecteur Knorr, il est devenu facile aujourd'hui de faire usage de ces deux espèces d'aspirations d'air chloruré, sèches et humides, ce qui ne pouvait que grossièrement avoir lieu auparavant, je puis avec une connaissance de cause bien meilleure encore exprimer mon jugement à l'égard de leur utilité.

Autrefois l'aspiration d'air chloriné, ou de vapeur sèche et humide, ce qui était à peu près la même chose, s'obtenait, pour cette dernière, en faisant rester le malade dans une galerie située immédiatement au-dessus des réservoirs bouillants contenant les dissolutions de sel condensé, ou bien en le faisant promener en avant et en arrière sur des espèces de sentiers latéraux gardés par un parapet placé sur le devant et parallèle aux maisons *Gradien*, espèce d'abris évaporateurs où on aspirait l'air moitié chargé de particules salines telles qu'on en trouve au bord de la mer, seulement bien plus considérablement sublimées et conséquemment moins irritantes au gosier ; le premier objet s'obtenait en faisant asseoir le malade dans une chambre aspirante sur le plancher de laquelle une ouverture pratiquée *ad hoc* et protégée seulement par un grillage, lui permettait d'aspirer les exhalaisons odoriférantes du gaz chloriné, modifié, venant d'une grande pièce en dessous et chauffé exprès à 100 degrés Fahrenheit pour sécher les récoltes de sel cristalisé dans des grands paniers rangés en file, d'où s'échappait l'air odoriférant qui pénétrait dans la chambre du malade et qui, en maintenant le thermomètre à une température de 25 à 26 degrés Réaumur (ou 89 à 91 Fahrenheit), se soumettait peu à peu à une douce transpiration.

Ces différents modes d'aspiration ont été beaucoup simplifiés dans le nouveau Sprudel-Bau par des inventions scientifiques, propres, nettes, élégantes et d'un usage facile. Il existe, comme auparavant, des aspirations générales dans une grande salle où pénètrent les vapeurs chlorinées, ou bien des aspirations partielles au moyen d'un tube qui communique à la source d'où émanent ces vapeurs.

Nous obtenons donc ici, sur une grande échelle, l'aspiration du gaz chloriné sous une forme tout à fait efficace, douce et agréable : forme qui dernièrement a été si courageusement (et avec tant de raison) soutenue par beaucoup de médecins français et anglais, qui inventèrent à cet effet ce qui ne peut être regardé que comme une chose puinée comparée à ces chambres aspirantes, telles qu'elles sont aux eaux de Kissingen. Pour ma part, je ne crois pas nécessaire d'affirmer que j'ai tiré parti de cet agent aussi souvent que l'occasion s'en est présentée dans les différents cas où vraisemblablement ces espèces d'aspirations devaient prévaloir avec succès. D'autres médecins aujourd'hui agissent de même, et je puis, en outre, ajouter que l'atmosphère mixtionnée manque rarement d'alléger les organes respiratoires, et souvent même elle les guérit.

VIII.

LE KOHLENSAUR GASBAD, OU BAIN DE GAZ ACIDE CARBONIQUE.

DESCRIPTION. — SENSATIONS PARTICULIÈRES PRODUITES SUR LES NERFS DE LA PEAU ET SUR QUELQUES ORGANES EXTÉRIEURS. — REMÈDE CONTRE L'INFÉCONDITÉ.

On admettra peut-être qu'il y a eu évidence suffisante dans les sections précédentes pour permettre que l'on donne au Soolen-Sprudel-Bau le titre d'unique que nous lui avons donné dans le cours de cet ouvrage. Mais le plus important est encore à développer, c'est ce que je vais faire dans la section présente et celle qui suit.

A Egra, eau minérale de la Bohême, décrite en son entier dans les *Eaux minérales d'Allemagne*, je trouvai que telle était la quantité de gaz acide carbonique s'échappant de la terre, quand on y pratiquait un trou avec un bâton, que certains marchands de vins spéculateurs avaient eu recours à un moyen plus facile de faire le Champagne que celui employé en France, et cela en convertissant le mauvais vin blanc hongrois en une imitation de ce délicieux breuvage, par l'introduction de plusieurs atmosphères de ce gaz indigène que l'on se procure pour rien.

A Kissingen, le gaz acide carbonique est aussi indigène, comme nous l'avons déjà vu, et s'échappe de la terre en quantité prodigieuse avec les eaux de l'endroit, surtout avec le Soolen. En vérité, il peut être reconnu qu'entre la couche horizontale de rochers et le sable varié qui couvre le fond de la vallée sur plusieurs milles, le gaz acide carbonique existe en grande abondance. Lorsque l'on creusait le puits artésien qui jette l'eau du Soolen à une hauteur de quatre-vingts pieds, au prorata de cent pieds cubes par minute, une égale quantité dudit gaz acide carbonique était expulsé simultanément.

L'on ne faisait aucun usage de cet agent, avant ma visite à Kissingen, à l'égard des maladies. Il ne fut rien organisé pour son usage jusqu'à ce qu'un plan semblable à celui que j'ai décrit dans le Marienbad fût adopté. Ce plan, qui fut considérablement développé par la construction du Sprudel-Bau, est celui qui est en opération en ce moment à Kissingen, et je puis ajouter, sans exagérer la vérité, que par sa facilité d'application, sa commodité et sa vertu, non moins que par l'organisation des appartements, l'établissement du gaz carbonique, en ce qui le concerne, est sans rival.

D'abord, quant à la manière d'obtenir et d'amener ledit gaz de sa source aux salles de bains, il a déjà été dit que le bain ou puits du Soolen, mesurant huits pieds de diamètre avec une capacité totale d'environ mille pieds cubes, devient, pendant l'effervescence, rempli de gaz acide carbonique,—cause de ce phénomène et du bouillonnement de l'eau.

M. Knorr s'est défait du système tout primitif d'extraire le gaz pour y suppléer le gazomètre en cuivre qui forme le couvercle du puits, lequel étant recouvert d'une copole en verre, permet d'observer le phénomène à loisir. Par le moyen de ce gazomètre et d'un tuyau de six ou huit pouces de diamètre, debout dans le Sprudel, et ouvert à l'extrémité supérieure, le gaz, condensé par la pression, entre le tuyau et de là par les petits conduits y attenant, se distribue dans les différents appartements, selon le besoin.

Au premier étage du Sprudel-Bau, à droite et à gauche de la grande salle, est un corridor de soixante pieds de long, sur lequel s'ouvrent de grandes chambres spacieuses, éclairées par une fenêtre, contenant une ou deux cuves formant bains, larges, profondes et élevées de terre. Il y a un couvercle en bois peint d'une manière semblable et conforme à l'orifice ovale de la cuve, la moitié de ces couvercles peut se glisser à volonté en restant sur le bord du bain. Au fond de ces cuves, on remarque deux ouvertures d'un pouce de diamètre, l'une à la partie la plus grande de l'ovale, l'autre à la plus petite, où l'on voit le tuyau se jeter du bain dans le mur et de là dans l'air atmosphérique. L'ouverture de la partie la plus développée est la fin d'un autre tuyau qui descend le tube long du bain jusqu'à terre où il se plonge. A moitié chemin de ce tuyau perpendiculaire, on remarque un robinet avec une ouverture, au bout duquel on peut placer un tube flexible, si c'est jugé nécessaire, d'une longueur suffisante pour être ramené dans l'intérieur du bain par le malade. Le robinet, par un seul mouvement, laissera le passage libre du tuyau perpendiculaire en en fermant l'ouverture qui est à moitié chemin du tuyau, et réciproquement. Ce tuyau perpendiculaire est celui en connexion avec le conduit qui amène le gaz de la soirée, et par lequel le gaz est distribué dans l'intérieur des bains. A la partie la plus développée des bains est placé un petit tabouret en canne, où s'assied le malade, qui se tient la tête immédiatement au-dessus du bain. Le malade y entre donc tout habillé, excepté quand les étoffes sont de gros de Naples, de popelines, puisque le gaz les abîme, et, y étant assis, tire à soi la moitié du couvercle mobile qu'il se place sous le menton, une échancrure étant faite pour prendre la forme du cou.

Une fois ces arrangements faits, le bain est prêt à recevoir le gaz que le domestique laisse pénétrer en tournant le robinet. On entend bientôt un sifflement annonçant la présence du gaz dans le bain, et, en peu de temps, ce dernier est rempli de ce fluide invisible.

Quand on désire que ce gaz affecte plus spécialement une partie du corps que l'autre, on arrête le conduit ordinaire en tournant le robinet, qui force le gaz dans le tuyau flexible fixé vers le milieu du grand conduit perpendiculaire, ainsi qu'il a déjà été dit. Ce tuyau flexible doit être assez long pour permettre au malade de le diriger vers l'endroit qu'il désire. Pour faciliter cette opération, l'extrémité mobile du tube a la forme d'une coupe faite en ivoire ou en bois, que l'on tient toujours prête et propre.

On devra glisser le couvercle du bain avec précaution lorsque le malade doit sortir, dans la crainte qu'il ne rencontre une trop forte colonne de gaz, ce qui pourrait l'incommoder. Lorsqu'on a pris toutes les précautions nécessaires, vous faites venir quelqu'un pour vous aider à sortir ; puis vous sortez à l'air ; personne n'a jamais éprouvé de malaise d'avoir aspiré ce gaz fortuit ; une grande partie, du reste, s'échappe par l'ouverture à l'autre bout du bain et qui communique avec l'air extérieur.

Le premier effet physique produit sur la plupart des malades est celui d'une chaleur douce qui se répand sur la peau, en augmentant et se maintenant ensuite à un degré régulier sur tout le corps. Ceci est un phénomène curieux dont l'explication n'est pas facile. La production de la chaleur (car le gaz vient dans le froid) est elle le résultat d'un excitant nerveux produit par le contact du gaz à la peau ou une conséquence de la décomposition du gaz, qui, par l'absorption à travers la peau, se dépouille de son oxygène, produisant le calorique à la surface, tandis que l'oxyde de carbone entre dans tout le système en même temps ? En consultant le professeur Faraday sur ce point, qui n'avait jamais été mis en question, je le trouvai peu disposé à adopter la dernière alternative suggérée par moi, et plutôt enclin à considérer le phénomène comme le jeu du gaz sur les nerfs. La description du professeur Stuve sur la sensation qu'il éprouva en faisant l'expérience du bain fut celle d'une chaleur agréable et qui augmentait, accompagnée d'un effet comme de fourmis parcourant le corps dans certains endroits, surtout dans les régions où il y a un plus grand développement de nerfs. Le phénomène, ainsi que je dois l'observer, n'est pas constant, mais si fréquent que l'on peut le regarder comme conséquence du bain de gaz. Pourtant tout le monde ne l'éprouve pas pareillement; ainsi deux personnes dans la même chambre, dans deux bains contigus et dans les mêmes conditions identiques, n'éprouvent pas l'une et l'autre les effets décrits.

Puis encore le même individu éprouvera les effets pendant les trois ou quatre premiers bains, et les suivants plus rien. J'ai examiné moi-même deux malades prenant les bains dans la même chambre. L'un était rouge ayant des gouttes de sueur qui lui perlaient sur le front, tandis que la figure de l'autre conservait son apparence ordinaire. Si nous mettons le pied pendant deux minutes au-dessus du bord de la grande source, nous ne manquerons pas d'éprouver une chaleur positive, même à travers la chaussure, et cela tant que l'eau sera en commotion et à une certaine hauteur.

Nous trouvons ensuite le pouls plus animé, peut-être aussi des étourdissements, une sensation de plénitude dans la tête et quelquefois des éblouissements.

J'ai éprouvé moi-même, pendant les expériences que

je faisais de ces bains de gaz pour le bien du public, des palpitations au cœur ; mais alors j'étais dans le bain pendant vingt cinq minutes, ce qui est bien au-delà du temps ordinaire, et je suis porté à avoir le sang à la tête.

Tous ces faits ont été développés dans une de mes publications précédentes ; mais l'expérience, qui les a confirmées toutes, a aussi ajouté quelque chose de plus à nos connaissances de l'action physiologique de ce gaz sur le corps humain. Il augmente certainement la vitesse du pouls chez les personnes pléthoriques et pleines d'humeurs et ramène la couleur aux joues. Après vingt cinq ou trente minutes, le gaz paraît avoir atteint les poumons par une sorte de sympathie nerveuse, et la respiration se trouve affectée par l'aspiration du gaz, de la même manière que cela se trouve décrit dans les *Spas of Germany* (Eaux minérales d'Allemagne), où je fais la description des expériences faites sur moi-même à Marienbad. Dans quelques cas aussi, quand on a à traiter des femmes délicates et que l'immersion a duré plus de quinze minutes, des évanouissements peuvent survenir, qui néanmoins se passent immédiatement en laissant venir un peu d'air frais, par la fenêtre, sur la figure. Mais certainement le trait le plus caractéristique et tout nouvellement développé par l'action du gaz acide carbonique est son influence (ce qui a été prouvé par bien des expériences) sur les organes externes de la reproduction, et surtout sur les membranes muqueuses de la sphère organique chez la femme, depuis l'endroit où cette membrane est en connexion avec la peau extérieure jusqu'aux fibres les plus éloignés des trompes de Fallope et même jusqu'à la couverture aqueuse de l'ovaire.

De là l'efficacité indiscutable de ce bain de gaz pour rectifier les difficultés fonctionnelles utérines, et principalement détruire les causes de l'infécondité chez la femme. Pour atteindre ce but, le gaz est administré par la malade elle même à l'aide du tuyau flexible. Et je crois que le résultat dépend de la première incitation suivie d'un effet agréable antiphlogistique, qui succède, comme on sait, à l'application du gaz acide carbonique dans la forme gazeuse.

Les cas importants que je pourrais citer sont en grand nombre et la plupart frappants, car ils furent si distinctement menés à bonne fin par l'interposition du bain de gaz, qu'il n'y avait pas moyen de supposer que ce fût l'effet d'un autre agent employé en cette occasion. Mais je suis persuadé que, soit pour atteindre le grand but suscité ou pour corriger les pertes affaiblissantes (leucorrhée), et pour combattre les engorgements utérins avec ou sans ulcération, pour calmer toute inflammation locale, occasionnée par les pertes menstruelles, arrêter les crispations, les agacements et les spasmes du vagin ou du sein, ce qui mène à l'avortement, la guérison de la détérioration granulaire du passage extérieur du vagin, enfin pour réprimer l'action morbide établie dans l'ovaire je suis persuadé, dis-je, que pour atteindre l'un ou plusieurs de ces importants résultats, par le gaz acide carbonique, le médecin doit connaître parfaitement l'anatomie de la femme et les conditions physiologiques de la malade par une longue expérience dans l'art obstétrique avant d'employer le gaz acide carbonique.

Un bain de gaz ne doit pas durer plus d'un quart d'heure ou vingt minutes, mais la moitié de ce temps suffit au commencement. On peut le répéter tous les jours en toute sûreté, après ou avant dîner. En quittant le bain de gaz, il est plus prudent de rester tranquille pendant un quart d'heure à faire la conversation, — les dames surtout devraient se coucher sur un canapé.

Maintenant, en ce qui concerne les effets correctifs de ces bains sur le corps humain, je n'ai aucune hésitation à dire que tout ce que j'en attendais a été réalisé dans l'espace de neuf années à Marienbad, à Egra aussi bien qu'à Kissingen.

Leur efficacité pour calmer les douleurs, ôter l'enflure des glandes, le gonflement des jointures, et pour accélérer la guérison des plaies, en ranimant une constitution usée et surtout leur influence directe et énergique sur tout l'organisme de l'homme ou de la femme pour la reproduction, sont aujourd'hui devenues des vérités médicales indiscutables.

Pendant douze années, j'ai eu occasion, ici et à Kissingen, de m'apercevoir que chacune de ces maladies particulières au sexe avait été un empêchement sérieux au bonheur du mariage. Il y a eu quelques exemples qui se sont présentés où la constitution de la femme n'est aucunement affectée, conséquemment cela tient au mauvais état de santé de l'autre individu. C'est de ce côté, alors, que doit se tourner l'attention du médecin ; car, depuis les découvertes microscopiques de MM. Dumas, Prevost, Robin, Gosselin et surtout de feu M. de Newport dans son ouvrage sur les transactions philosophiques, — nous avons acquis la conviction complète que les fonctions reproductives doivent être réciproques et accomplies lorsque les deux individus sont en état de parfaite santé ; c'est une perte de temps que d'entreprendre la guérison de la stérilité sous le rapport de la constitution physique de la femme seulement.

Sur ce texte, je regrette de dire que les idées actuelles des écrivains obstétriques et des praticiens de ce pays ne sont pas conformes aux développemens progressifs de la philosophie de la génération démontrés par les physiologistes français, allemands et italiens. En place de traités savants sur cet important sujet, tel qu'il s'en présente par milliers aujourd'hui sur le continent, nous trouvons quelques brochures, avec des titres pompeux, sur ce que les auteurs eux mêmes ont découvert à l'égard de la cause de la stérilité, et sur la méthode qu'ils ont suivie pour remédier à ces causes prétendues locales. De là l'augmentation des maladies véritables occasionnées par l'application de la pierre infernale dans l'intérieur (dont les tissus membraneux ne devraient jamais être irrités sans nécessité), aussi par l'introduction d'instruments métalliques et autres, et souvent même en anéantissant ce qui a été considéré comme une prérogative charmante chez la femme ! J'ai deux de ces brochures en ce moment devant moi ; elles ont le cachet fortement prononcé de l'école anglo-écossaise à l'égard de la médecine obstétrique, à laquelle nous devons retrouver l'origine de cette opération déplorable. Après trente-cinq ans d'expérience, j'ai le droit d'élever la voix avec indignation contre des innovations qui, pour dire le moins possible, ne sont que des exagérations de faits, des vues mal conçues, des fonctions naturelles, et de fausses expectatives sur des résultats mal fondés.

Écoutez seulement quelques passages des brochures en question : « J'introduis des bougies de différentes grandeurs jusqu'à ce que le ressèrement existant à l'angle du vagin soit corrigé, et je suis cette opération en y appliquant le nitrate d'argent aux parties malades. » Je suis convaincu que l'auteur signale ceci comme étant la véritable maladie qu'il avait à traiter, et qu'il indique comme une cause de stérilité. Mais qui a jamais traité le déplacement de la matrice par la bougie ou la cautérisation ! Mais il y a une autre exemple qui, heureusement, échappa à une épreuve plus sérieuse que les précédentes. Une dame suivait un traitement, comme celui qui vient d'être décrit, depuis trois mois (période assez courte pour les nouvelles lumières obstétriques, puisqu'on parle aujourd'hui d'une et de deux années de traitement dans la capitale du Nord pour les malades qui subissent le nouveau traitement). « Environ une année après, la malade revint, se plaignant qu'elle n'était pas guérie, et proposa une consultation avec un autre praticien, qui, après un examen attentif et une manipulation sérieuse, recommanda l'incision de l'os! Heureusement, elle ne voulut pas consentir à l'opération, car elle était enceinte d'un mois, et, à son époque ordinaire, fut délivrée d'un bel enfant. » Et maintenant, puisqu'il est à supposer que l'autorité médicale, appelée en consultation, jouissait d'une réputation supérieure à l'égard de l'accouchement, nous avons ici, selon son avis, découpé j'ouverture de la matrice chez une femme enceinte, spécimen des doctrines et des connaissances prises à la source même de la nouvelle école d'obstétriques.

Je rends grâce à Dieu pour la malade, aussi bien que pour la conscience du praticien, que le traitement des maladies des femmes, s'interposant comme un obstacle à l'exercice des fonctions naturelles, — telle que la reproduction de l'espèce, — n'ont besoin d'aucune de ces manœuvres, non plus qu'un temps presque illimité pour s'en défaire. Le remède est un de ceux qui opèrent tout seuls ; le gaz acide carbonique trouvera son chemin vers les régions malades sans le secours des doigts ni du spéculum, et lorsqu'il arrive au mal, nous savons qu'il fait son devoir. J'en appelle aux habitués de Kissingen, qui connaissent les histoires des mariages inféconds, et qui sont témoins soit de oui-dire, soit par la connaissance même des individus, s'il s'est passé une saison sans qu'il y ait quatre ou cinq cas dans la haute société, et par cela seul plus en évidence, qui ne se soient présentés, et que des annonces dans les journaux publics aient proclamés à leurs époques respectives, ce qui en démontre le succès ? Ce n'est pas la place ici, ces feuilles sans prétentions ne le permettent pas, d'entrer dans des histoires ou allusions individuelles, ce ne pourrait convenir qu'à un livre spécial de médecine, et ce n'est pas notre intention actuellement. Je veux simplement démontrer ici que dans l'application de ce nouveau genre de bain,— le bain de gaz,— ainsi qu'il est si laconiquement nommé aujourd'hui à Kissingen,—j'ai placé sous les yeux de mes confrères, et les partis y intéressés, un remède nouveau, sûr, efficace, et opérant seul contre bien des maladies locales de femmes. Dernièrement, l'idée est venue de mêler ce gaz avec une vapeur chaude par un conduit jumeau pour le chauffer, car le gaz sort froid (quatre-vingts-trois) de la grande source, et entre ainsi dans les baignoires en bois. Mais je n'ai eu aucune expérience de ceci, je ne puis donc rien en dire. Je serais porté à croire qu'une diffusion de la vapeur de l'éther en petites quantités dans les baignoires fermées au moment de l'introduction du gaz acide carbonique pourrait produire un effet analogue sur le système en général à celui du chloroforme appliqué extérieurement. Ceci, néanmoins, n'est qu'une suggestion qui aurait besoin d'être étudiée avec soin avant d'être mise en pratique.

La seule remarque qui me reste à faire, au sujet de la section actuelle, est qu'il existe une pièce dans chaque aile de bâtiment du Sprudel-Bau, spécialement affecté à l'application du gaz acide carbonique aux yeux dans les cas d'inflammation de paupières purulentes, de vaisseaux injectés de sang, etc., et aussi applicable à l'oreille dans les cas de la moindre surdité, dépendant de l'action morbide de quelque membrane ou tissu, — lesquelle applications vinrent immédiatement, sous la direction du médecin résidant, par les moyens d'instrumens qui sont de véritables objets de curiosité tant ils sont curieux et jolis à examiner.

IX.

TOPOGRAPHIE DES EAUX MINÉRALES
DE KISSINGEN.

LE CLIMAT. — LA VIE A KISSINGEN. — LES OCCUPATIONS.
— LES AMUSEMENTS.

Pour ceux qui tomberont par hasard sur cette publication sans importance, il en est peu qui aient vu ce que j'ai publié il y a quelques années sur ces matières. Ils peuvent être curieux de connaître quelque chose de ce qui doit décider ou non leur visite à des bains si richement doués par la nature. C'est une question qui m'est si souvent posée par mes malades qui désirent recueillir ces bienfaits, que je suppose que peu de personnes connaissent la topographie de la charmante vallée dans laquelle Kissingen est placé ; une de celles qui donne à la province de l'ancienne Franconie un caractère romantique, pittoresque, si riche par sa variété d'aspect, et formant la combinaison de trois des plus puissans fleuves de l'Europe, — le Rhin, le Mein et le Danube.

Cette succession de vallées parallèles dont nous venons de parler ne forme pas le trait le moins frappant de Franconie, province de la Bavière, d'une étendue d'environ mille milles carrés, une population de deux millions d'habitans, produisant du vin, du blé, du fruit en abondance, et toute sorte de produits végétaux, sans compter le bétail.

Un autre trait caractéristique du pays sur lequel est posé Kissingen, à une élévation de 800 pieds au-dessus de la mer, est la réunion, en bien des endroits, de petits cônes volcaniques qui attestent de la condition primitive du terrain, sous la croûte duquel le feu intérieur de la terre a trouvé des issues.

Les forêts immenses qui couvrent les montagnes de la Franconie ne doivent pas être passés sous silence. Dans le voisinage immédiat de Kissingen, les approvisionnements tirés tous les jours en chevreuils et autres gibiers sont trop importans pour ne pas intéresser le malade, soit en lui ouvrant un plaisir, soit en lui donnant un luxe de table. Cette forêt a un plus grand intérêt y attaché en ce qu'il approvisionne tout le pays de combustible. — Forêts qui, malgré les quantités considérables de bois qui en sont extraites, paraissent inépuisables.

La vallée de Kissingen mène, suivant la rive du village d'Hausen jusqu'à l'endroit où elle fait coude vers l'ouest, pour prendre Euerdorf, va, sur une ligne presque du nord au sud, à la longueur de quatre milles anglais, ne variant pas beaucoup en largeur de six à sept cents mètres. Elle n'est pas, comme la vallée du Mein, ni celle du Neckar, enfoncée dans une chaîne de montagnes épaisse et compacte, mais elle est échancrée par des collines d'une centaine de pieds d'élévation couvertes de verdures et suivant une pente douce jusqu'au bord de la vallée, rarement entrecoupée par le courant des montagnes.

La rivière qui serpente le long du centre de la vallée de Kissingen est la Saal, dont le lit est étroit ; l'eau est rendue un peu plus rapide par une chute insignifiante, mais juste où il faut qu'elle soit vive, se trouvant près de bâtiments et dans le voisinage des sources. De chaque côté, de riches pâturages s'étendent à une distance considérable au-delà de la rivière jusqu'au pied des collines, excepté là où le cours de l'eau approche des sources minérales d'Urius que l'on rencontre le long de la vallée.

Ces prairies, dans le voisinage des bains, produisent un effet agréable, et deviendront plus utiles encore lorsqu'elles seront converties en parcs et en jardins, comme il a été dit dans un des chapitres précédents.

Le terrain est une stratification ou couche de rochers d'une composition chimique telle, que la position des bains de Kissingen ne peut être autrement que favorable à la santé. La plus mauvaise chose qui puisse arriver aux malades qui se réunissent dans un endroit pour leur santé, c'est l'humidité du pays. L'humidité atmosphérique, que ce soit à l'intérieur ou à l'extérieur, est tellement ennemie de la santé, que lorsqu'une quantité d'individus se réunit à l'effet de recouvrer leur bien-être dans une localité dont le caractère physique est l'humidité, loin d'arriver à ce résultat, ils ne font qu'établir la fondation de nouvelles et sérieuses maladies. En conséquence, il est de la plus haute importance pour les malades de savoir qu'ils sont non-seulement sur un terrain sec, mais encore que l'on y bâtit les maisons avec ce terrain même qui les protège contre les effets de l'humidité extérieure.

Après les considérations relatives au pays, arrive la question de température.

D'après quelques observations thermométriques prises avec soin par l'un de mes amis, en 1842, et corroborées par les miennes ensuite, la moyenne en chaleur atmosphérique, entre six et sept heures du matin, dans les mois de juillet et août, n'est jamais moins que de 65°, son minimum étant de 51° et son maximum 71° Fahrenheit ; tandis que dans l'après-midi le thermomètre a varié de 65 à 86°.

Nous avions à cette époque des journées magnifiques et des matinées aussi belles que l'on puisse se l'imaginer, avec de temps en temps des orages et du tonnerre, ce qui est assez fréquent ici en juillet et août ; les orages y sont quelquefois terribles, mais ils ne durent qu'un instant. La répercussion des coups de tonnerre autour des cônes des collines est étourdissante, tandis que les cataractes qui viennent tomber sur Kissingen dans ces moments sont telles qu'on en voit peu de cette force ailleurs.

Pourtant, avec toutes ces particularités topographiques et météorologiques, on peut considérer Kissingen comme un pays sain et agréable, surtout pendant la saison.

La vie à Kissingen est-elle chère ou non ? Telle est la question que l'on m'adresse souvent. A une question aussi abstraite on ne peut faire qu'une réponse générale. Oui, la vie y est à bon marché quoiqu'il y eut une différence il y a vingt ans, lorsque j'ouvris ces eaux minérales à l'intention du public anglais. Les loyers alors étaient moins chers, parce qu'on visitait moins ces bains. La vie proprement dite à Kissingen peut être en moyenne à la moitié ou aux deux tiers de celle de Londres dans les classes élevées. Mais on peut y vivre modestement sur la moitié de ce taux et un homme seul peut encore faire avec moins. Il y a trois sortes de dépenses à prendre en considération, — d'abord l'inévitable ; puis le nécessaire ; puis encore le superflu. Dans les premières dépenses se trouve la taxe des bains, qui se monte à 5 fr. par tête, à l'aide de laquelle le visiteur est libre de prendre de l'eau de toutes les sources tant qu'il y reste; puis les bains que le malade pourra demander et qui se paient selon le tarif du gouvernement. Ce tarif sert aussi à contrôler le blanchissage. Une autre dépense indispensable est celle du médecin. Parmi les dépenses nécessaires, je compte le loyer, la nourriture formant trois repas, puis le service. Parmi les dépenses superflues sont celles des voitures pour faire des excursions, des concerts, des théâtres, et le luxe de table, etc. Il y en a d'autres d'un caractère différent et qui ne doivent pas être placées dans cette catégorie, qui sont les contributions volontaires faites au pasteur anglais officiant, ce qui ne doit pas être considéré comme superflu par la congrégation. On envoie un livre à cet effet à chaque famille anglaise, mais il n'y a là aucune espèce d'obligation. On peut faire la même remarque à l'égard des quêtes faites par des personnes spéciales pour les pauvres de Kissingen, ou pour l'hôpital qui y est établi à l'effet de procurer des eaux aux infirmes; puis encore pour une gratification aux musiciens qui forment une excellente troupe. Quand on fait le calcul de toutes ces dépenses, on trouve qu'un individu peut passer ses quatre ou cinq semaines à Kissingen sur une moyenne de vingt-cinq ou trente florins, — savoir deux ou trois livres sterling par semaine, les dépenses de médecin non comprises.

Les occupations journalières de Kissingen sont, naturellement, la boisson des eaux minérales d'abord. Ceci fini, le soleil à peine a-t-il doré de ses rayons les collines couronnées de verdure de Kissingen qu'un orchestre d'instruments de cuivre vient réveiller quinze à seize mille individus pour suivre la routine ordinaire de la vie des eaux minérales. A six heures du matin, le réveil est fait au son des marches brillantes, les musiciens vont parcourant toute la vieille ville pour aller ensuite s'installer dans leur position journalière au milieu de l'allée-promenade.

Ces agréables réveils-matin, si nous pouvons ainsi les nommer, font appel aux malades pour aller s'abreuver aux sources. C'est la visite qui ne doit pas se faire plus tard qu'à six heures. Quelques personnes, les Allemands surtout, y vont à cinq heures du matin, et ils trouvent qui consulter.

Les malades anglais, quoique moins matineux, se réunissent au nombre de deux cents environ après six heures et selon le conseil de leur docteur.

La même cérémonie a lieu à six heures de l'après-midi selon l'habitude ou le traitement, puis encore et avec certaines modifications dans la soirée.

A l'heure dite, l'orchestre est à son poste et donne le signal à la société de commencer sa promenade par quelques-unes des magnifiques ouvertures de Meyerbeer ou de quelqu'autre compositeur allemand ou italien. Les sources se trouvent encore assiégées de monde comme dans la matinée, et la promenade du soir s'anime à tel point que le quinconce devient une masse mouvante de promeneurs.

Le contraste entre la réunion du matin et celle du soir est frappant. Le négligé et la demi-toilette des dames se changent en costumes du goût le plus recherché et de la dernière fashion. Les messieurs ne suivent pas moins cette métamorphose ; et même la partie juvénile des familles (car il y a beaucoup d'enfants à Kissingen) sont si diversement et si joliment habillés qu'elle forme un des traits distinctifs et charmants des enfants d'aujourd'hui avec ceux d'autrefois. Kensington-Garden, dans ses jours de fête et de parade, ne présenta jamais une

réunion plus frappante et plus variée. On n'observe pas
ces formes dans les autres eaux d'Allemagne ; mais il y
a de bonnes raisons pour que l'étiquette soit observée à
Kissingen.

L'occupation importante de l'après-midi est le dîner ;
à une heure, c'est la meilleure heure pour le repas principal de la journée, la cloche du Kurhaus a sonné son
premier coup ; bientôt son second coup se fait entendre,
ce qui est répété par les maisons rivales, l'hôtel de Russie, ainsi que les établissemens de second ordre. Vous
voyez alors s'échapper de leurs demeures respectives,
pour se rendre soit aux grands établissemens, soit aux
petits, des centaines d'individus.

La table d'hôte, aux deux principales maisons, est établie dans de vastes salles où l'on voit deux, trois et quatre rangées de tables en lignes parallèles, et prêtes à recevoir de trois ou quatre cents conviés.

Kissingen est représenté comme un établissement où
on laisse mourir le monde de faim à la table d'hôte. Il est
vrai que la pénurie des derniers propriétaires, vers les
dernières années, justifiait de ce que l'on disait sur le
compte de la table; mais de meilleurs temps sont arrivés.
De nouveaux propriétaires d'un côté et une louable rivalité de l'autre feront profiter le convié, cette saison,
d'un traitement somptueux. La personne nouvelle
entre les mains de laquelle est tombé l'établissement,
venant de la maison du roi, étant placée immédiatement
sous les auspices du gouvernement, a déjà donné des
preuves trop évidentes de son énergie, de sa libéralité
et de son expérience dans ses immenses hôtels, à Munich et à Inspruck, pour que j'hésite un instant à déclarer
avec confiance que le Kurhaus royal surpassera cette
année son ancienne splendeur et sa vieille renommée.

Le repas du soir a lieu à la carte entre huit et neuf heures, puis tout le monde se retire. A dix heures, toute la population malade de Kissingen est plongée dans le sommeil.

Ainsi se terminent les occupations de la journée, qui se répètent presque sans variation pendant quatre ou cinq semaines, durée ordinaire de la saison. Et je puis assurer mes lecteurs, qu'après avoir pris en considération le temps nécessaire à donner aux bains du matin les heures de promenade de l'après-dîner et les diverses occupations de la vie de Kissingen que le temps s'y passe encore très-rapidement.

Il n'y manque pas d'amusemens non plus à Kissingen, quoiqu'ils ne soient pas d'un ordre bruyant. J'en ai parlé dans un autre chapitre. Il y a aussi les amusemens de la chasse et de la pêche. Mais comme père de famille et connaissant la classe de personnages qui viennent prendre les eaux de Kissingen, loin de regretter les plaisirs effrénés, je me réjouis de leur absence, quoique ce soit considéré comme un défaut attaché à l'endroit par bien du monde. Pour ma part, je le considère comme un grand avantage, Kissingen étant une retraite tranquille, entièrement dévoué aux soins de la santé, où le malade n'est distrait par rien qui puisse le tenter en dehors des règles du régime qui lui est prescrit, et sans l'observation desquelles les eaux minérales ne servent de rien.

Les familles peuvent venir s'établir, pendant la saison, à Kissingen, pour y retrouver quelqu'un de leur société en traitement, sans avoir la crainte que les jeunes membres de leur famille et même les autres ne soient attirés par les artifices du jeu ou les séductions du vice. Nous n'avons, Dieu merci, pas de jeux comme aux bains environnans. Les scènes de désordre ne viennent pas frapper les regards des passans, et les tours d'aventuriers ou de femmes de réputation équivoque sont inconnus dans cet endroit re iré. Conséquemment, le malade désire tout le bienfait d'un état de choses si en accord avec la vertu des eaux, et l'e-prit de l'ami ou du parent est doublement tranquille quant au résultat.

La présence aussi de têtes couronnées et d'autres personnages illustres, se mêlant à la masse ordinaire de malades qui viennent se promener deux fois par jour au même endroit occupé du même sujet, est encore une circonstance favorable à cet établissement thermal, donnant à la société extérieure cet air d'aristocratie et de décorum que l'on ne saurait retrouver dans les établissemens analogues.

FIN.

TABLE DES MATIÈRES.

Paris. — Imp. de E. Brière et Cᵉ, rue Ste-Anne, 55.

www.ingramcontent.com/pod-product-compliance
Lightning Source LLC
LaVergne TN
LVHW012005180726
843502LV00005B/1562